I0468842

CHUYỆN TRÒ VỚI THẦY THUỐC

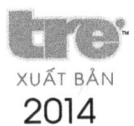

XUẤT BẢN
2014

Tác Giả: BS Nguyễn Ý Đức

Đỗ Thọ Trình Bày

Trẻ Magazine Xuất Bản 2014

Dallas, TX - USA

Tòa soạn báo Trẻ cho biết Bác sĩ Nguyễn Ý Đức sắp ra sách giải đáp y học và muốn tôi viết đôi dòng về Bác Sĩ và cuốn sách ấy.

Thật ra BS Nguyễn Ý Đức thì đã quá nổi tiếng rồi, từ hàng chục năm nay lận. Chẳng những ở hải ngoại này mà cả ở trong nước. Tiếng tăm của ông vang trên mặt đất và cả trên bầu trời: Ông từng viết cho nhiều báo, cộng tác với nhiều đài phát thanh, đồng thời còn xuất hiện trên truyền hình. Đó là chưa nói tới những cuốn sách về y học và đời sống ông đã xuất bản trong hai chục năm nay.

Quả thật là BS Nguyễn Ý Đức đã được rất nhiều người biết đến và yêu mến. Vậy viết để giới thiệu ông nữa là điều không cần thiết. Do đó chỉ xin được nói về cuốn sách của ông là cuốn Chuyện Trò Với Bác Sĩ. Cuốn sách tập hợp những bài BS Nguyễn Ý Đức viết đăng hàng tuần trên báo Trẻ từ vài năm nay và được rất nhiều người đọc cũng như đã giúp ích cho nhiều người, trong đó có cả người viết những dòng này.

Nói tới cuốn sách trước hết phải nói tới cái tâm của người viết. BS Nguyễn Ý Đức trên những trang sách của mình cho thấy ông là người hiểu biết, khiêm tốn và có cái tâm lành. Ông tỏ ra thông cảm với những nỗi lo lắng bệnh tật của từng người, dùng kiến thức y học - và cả nhân sinh - soi sáng mọi khía cạnh, đưa ra những chỉ dẫn và lời khuyên hữu ích. Tùy theo câu hỏi của độc giả, có khi đó là những bệnh nặng như viêm gan, cao huyết áp, stroke, tiểu đường, lao vú, ung thư phổi... có khi chỉ là những vấn đề bình thường trong đời sống - chứng mất ngủ, táo bón, khó thở hụt hơi, chảy máu cam, tằng hắng, ho, ù tai, làm việc ngoài trời trong mùa hè, uống nước nóng hoặc ăn kem để hạ nhiệt,... Hoặc giả ông bàn tới những thức uống thông thường: mật ong, trà xanh, cà phê... Đặc biệt trong sách Trò Chuyện Với Bác Sĩ bạn cũng tìm thấy những chỉ dẫn về việc tăng cường khả năng làm tình của đàn ông như bơm chim (penis pump), uống Viagra... Ở đây giọng văn của BS Nguyễn Ý Đức cực kỳ hóm hỉnh: ông uống bà khen, trên bảo dưới không nghe, thằng nhỏ và hai hòn bi, dương cụ (lúc đầu không hiểu từ này sau tra từ điển mới vỡ lẽ à ra "cái đó"!).

Đọc những bài của BS Nguyễn Ý Đức trong sách chẳng những cảm thấy hứng thú mà còn tìm được nhiều điều bổ ích cho kiến thức và cuộc sống mỗi người. Riêng tôi, được hiểu biết thêm khi đọc về bệnh gout, chứng mất ngủ, bữa ăn sáng, yến sào,... và đặc biệt thích thú với những bài về cà phê, trà xanh, mật ong, e-cigarette, tattoo... Nên mới có những dòng này.

Nguyễn Xuân Thiệp
Tháng 9. 2014

TẠI SAO KIÊNG THỊT ĐỎ?

Hỏi

Chào Bác sĩ,

Mấy hôm nay, đọc báo nghe radio tôi thấy nói là ăn nhiều thịt đỏ dễ bị ung thư. Tôi và bà xã lo sợ quá. Xin bác sĩ cho biết thịt đỏ là thịt gì và tại sao lại gây ra bịnh ung thư. Vậy bây giờ không được ăn thịt hay sao? Cảm ơn bác sĩ.

- Linh Nguyễn (Waco)

Đáp

Thưa ông,

Xin ca ngợi trí óc tò mò tìm hiểu của ông về các vấn đề thời sự ăn uống.

Vâng đúng như ông nói, vào đầu tháng 4, 2013 vừa qua, các báo và đài có phổ biến kết quả của một nghiên cứu cho hay ăn nhiều thịt đỏ có thể gây ra ung thư vì trong thịt có một hóa chất có tác dụng gây ung thư. Tuy nhiên, nghiên cứu này mới chỉ "cho là" chứ không xác định rõ ràng. Nhà sản xuất thịt thì cho rằng kết quả này không đúng hẳn và cần nhiều nghiên cứu khác nữa để có kết luận chính xác.

Thực ra, thì red meat không đến nỗi độc hại nếu ta tiêu thụ vừa phải.

Red meat là thịt có mẩu đỏ khi còn tươi sống và không có mẩu trắng sau khi nấu. Red meat có ở nhiều loại động vật có vú. Mẩu đỏ là do loại thịt này có nhiều chất sắc tố chứa chất sắt myoglobin. Thịt trắng như thịt gà có rất ít myoglobin (0.05%), thịt heo, thịt bê có từ 0.05- 1%; thịt bò già đến 1.5-2%.

Bản thân thịt đỏ không có hại, mà ngược lại, có nhiều chất dinh dưỡng như nhiều sắt cần thiết cho trẻ em đang lớn và phụ nữ có thai; có nhiều vitamin B12, nhiều chất đạm và nhiều calori. Chỉ có hại khi ta tiêu thụ quá nhiều, vì trong red meat có nhiều chất béo bão hòa, mà khi vào cơ thể sẽ làm tăng cholesterol "xấu" LDL. Khi quá cao (trên 200mg/dL) thì cholesterol LDL sẽ gây ra tắc nghẽn động mạch, đưa tới bệnh tim. Việc thịt đỏ gây ra bệnh tim thì đã được chứng minh còn gây ra ung thư thì đang được theo dõi. Tuy nhiên, các nhà nghiên cứu có cho biết thêm là thịt đỏ khi nấu chín quá, nhất là khi nướng cháy có thể gây ra ung thư ruột già vì nướng cháy sẽ tạo ra mấy hóa chất có ung thư tính. Họ cũng khuyên là không ăn nhiều thịt đã chế biến như xúc xích, hot dog, bacon, ham là những thứ cũng gây ra tác dụng xấu cho tim và tăng rủi ro ung thư. Thực phẩm chế biến thường được đóng hộp, trong gói plastic. Các thực phẩm này trải qua nhiều giai đoạn chế biến, được cho thêm nhiều gia vị, chất mẫu để cất giữ được lâu. Tại grocery, loại thực phẩm đóng hộp này thường được bày bán ở khu giữa chợ, còn ở xung quanh là thực phẩm tươi.

Coi vậy thì thưa ông, ta không phải "giã từ" thịt đỏ đâu mà chỉ ăn vừa đủ thôi. Ở tuổi ông, tôi chắc là trên dưới 6 bó, tôi nghĩ là một miếng thịt bò bằng lòng bàn tay, 2 hoặc 3 lần một tuần thì cũng đủ chất đạm cho cơ thể. Nhớ loại bỏ bớt những vân mỡ mẫu trắng trên thịt. Ngoài ra ta ăn thêm các loại hạt như walnut, pecan... cũng có nhiều chất đạm.

Chúc ông bà tâm thân thường an lạc.

VIÊM DẠ DÀY

Hỏi
Tôi tên Lê Thị Lý, năm nay 65 tuổi. Tôi đã cắt sạn mật năm 1995. Từ năm 2001 tôi bắt đầu phải uống thuốc trị mỡ trong máu và thuốc hạ huyết áp (Simvatatin40 và Co.Aprovel150mg/12); năm 2009 tôi uống thêm thuốc tiểu đường (Metformin-1000mg, ngày nửa viên). Trong thời gian này thỉnh thoảng tôi bị đau bao tử, ợ hơi, ợ chua, đau thượng vị, sưng ruột, thỉnh thoảng đi tiểu ra

máu tươi vì bị trĩ. Thời gian gần đây hay bị đầy hơi. Tôi có được nội soi DD và kết quả mới nhất là không có vi trùng Helicobacterial. Bác sĩ cho uống Esomeprazol 20mg. Tôi uống đã hơn 1 tháng nhưng chỉ bớt không khỏi nên Bác sĩ cho đổi thuốc.

Pantozol40mg. Hiện tại tôi uống hai thứ thuốc này hơn nửa tháng đã thấy bớt nhiều.

Vì không hiểu tiếng Đức nên tôi không biết loại bịnh Gastritis Type-A là thế nào. Bác sĩ có nói loại này chữa không dứt được, mỗi khi bịnh tái phát phải uống thuốc điều trị ngay. Tôi có nên uống thuốc nghệ nữa hay không và cần kiêng cữ những gì cho bịnh thuyên giảm tốt hơn. Tôi đã dùng Hat Methi giờ có nên tiếp tục nữa hay không? Bệnh này có lây qua việc ăn uống không? - Lê Thị Lý

Đáp
Thưa bà,
Chúng tôi xin trả lời mấy câu hỏi của bà:

1- Gastritis type A là một loại viêm dạ dày gây ra do rối loạn chức năng của hệ miễn dịch, đưa tới viêm dạ dày.

Y học phân chia Viêm dạ dày làm nhiều loại:

a- Loại A là một bệnh tự miễn, gây ra do một số tác nhân như thuốc lá, rượu và có thể đưa tới thiếu hồng cầu vì thiếu vit B12.

b- Loại B chiếm 80% trong số các bệnh viêm dạ dày và 90% do vi khuẩn Helicobacter Pylori gây ra.

c- Loại C chiếm 10% và gây ra do mật từ túi mật vào kích thích niêm mạc dạ dày.

Điều trị viêm dạ dày tập trung vào việc giảm chất chua trong dạ dày. Nếu do HP gây ra thì dùng thêm kháng sinh. Trường hợp của bà không phải do HP, cho nên uống các thuốc mà bác sĩ cho là đúng rồi. Bà nên tiếp tục.

2- Về Nghệ thì nếu bà thấy có ảnh hưởng tốt và không gây ra phản ứng gì thì dùng thêm cũng được, nhưng chỉ nên coi nghệ như là để hỗ trợ cho sự tiêu hóa chứ không phải là để trị dứt bệnh viêm dạ dày.

3- Hạt Methi được giới thiệu là hạ đường huyết và cholesterol. Uống cũng được, nhưng cần uống các thuốc mà bác sĩ đang chữa cho bà về huyết áp, mỡ.

Bà cũng nên duy trì chế độ dinh dưỡng cân bằng các loại thực phẩm, bớt chất béo, tránh quá nhiều chất cay chua, thức ăn khó tiêu và vận động cơ thể nhẹ nhàng.

Kính chúc bà được luôn luôn mạnh khỏe, sống vui với các con các cháu.

VIÊM GAN

Hỏi

Thưa bác sĩ,

Bác sĩ vui lòng cho biết bệnh viêm gan là gì, có bao nhiêu loại và có chích ngừa được không?

- Dũng Trần

Đáp

Thưa ông,

Viêm gan tiếng Anh là Hepatitis có nghĩa là gan bị tổn thương vì nhiều lý do như rượu, một số dược phẩm hoặc do vi khuẩn hoặc virus.

Viêm gan do virus có nhiều loại như A, B, C... Bệnh có một số triệu chứng như vàng da, mệt mỏi, đau bụng, mất khẩu vị...

- Viêm gan A lây lan từ người này sang người khác qua đường cửa miệng thực phẩm dính phẩn người bệnh. Thí dụ nhà bếp có bệnh sau khi đi cầu không rửa tay rồi làm bếp, dọn thức ăn gây nhiễm. Đôi khi bệnh cũng lây lan qua quan hệ tình dục. Khi đã bị bệnh thì không bao giờ bị tái phát.

Bệnh có thể chích ngừa, nhưng vệ sinh cá nhân rửa sạch tay cũng rất quan trọng để tránh lây lan.

Chú thích thêm là có tới một phần ba dân chúng Mỹ đều bị nhiễm Viêm gan A, mặc dù là bên đây các phương pháp phòng ngừa cũng khá phong phú và hữu hiệu.

- Viêm gan B lây lan do các chất lỏng trong cơ thể người bệnh khi giao hợp hoặc dùng chung ống chích với người bệnh. Rất ít dấu hiệu.

Bệnh có thể chích ngừa với vaccin cũng như áp dụng các biện pháp an toàn trong quan hệ tình dục như mang bao cao su...

- Viêm gan C, đa số bệnh nhân không có dấu hiệu và mang mầm bệnh suốt đời.

Bệnh lây lan khi máu của bệnh nhân xâm nhập người lành, như là dân ghiền thuốc dùng chung ống kim chích.

Hiện nay chưa có thuốc chích ngừa.

Bệnh nhân có thể bị xơ gan trầm trọng và cần được ghép gan.

Viêm gan do uống nhiều rượu:

Khi uống khoảng 3 oz rượu mỗi ngày trong vòng 10 năm thì ít nhất có 35% những người này bị viêm gan.

Nữ giới bị viêm gan nhiều hơn nam giới vì gan của họ không chuyển hóa chất rượu hữu hiệu như đàn ông.

Khoảng 1/3 người bị viêm gan do rượu sẽ chết trong vòng 6 tháng sau khi có dấu hiệu bệnh.

Dấu hiệu thông thường là ăn mất ngon, sút cân, mệt mỏi, ói mửa, bụng chướng nước, suy thận, suy gan.

Cách chữa hữu hiệu nhất là ngưng uống rượu và thay gan.

Viêm gan do dược phẩm:

Có nhiều loại dược phẩm có thể gây viêm gan như acetaminophen (Tylenol), thuốc steroids, viên thuốc ngừa thai, kháng sinh erythromycin, tetracyclin, thuốc nhóm sulfa, isoniazid chữa bệnh lao...

Không có cách điều trị đặc hiệu đối với loại viêm gan này, ngoại trừ ngưng dùng các loại thuốc gây ra viêm gan. Hy vọng các giải thích trên thỏa mãn sự tìm hiểu của ông.

MẮT BỊ CHÓI THƯỜNG XUYÊN

Hỏi

Mắt của cháu nhìn dưới ánh sáng mặt trời rất chói. Khi lái xe phải nheo mắt nhiều, và gần như không mở mắt được. Khi đeo kính đen thì đỡ hơn một chút. Điều này đã xảy ra vài tháng nay. Đôi khi trời không nắng nhưng cháu vẫn thấy chói mắt. Cháu cũng bị cận 2,25 và đeo kính bình thường. Ngoài ra trong người cháu lúc nào cũng cảm giác mệt và cảm giác buồn ngủ, hai mắt lúc nào cũng chỉ muốn nhắm lại dù cháu ngủ ngày 8 đến 10 tiếng. Xin bác sĩ giúp đỡ cháu. Cám ơn BS nhiều.
- Văn Phạm (Georgia)

Đáp

Chào cháu,

Khi trời nắng, ánh sáng mặt trời có nhiều tia cực tím mạnh hơn, vì thế rất nhiều người có khó chịu về mắt khi ra ngoài nắng. Mắt của cháu chắc cũng ở hoàn cảnh như vậy. Bây giờ thì cháu cần lựa mua kính râm làm sao để gió không lọt vào, chặn bớt nắng chói và lọc được các tia cực tím. Khi mua kính, cháu nên lựa loại có dấu hiệu ANSI Z 30.3 là loại mà các nhà chuyên môn cho là có thể chặn được từ 65 tới 95% các tia tử ngoại này. Về mẫu thì nên lấy mẫu xám, nâu hoặc xanh ve. Cháu bị cận thị như thế thì nên mua loại kính có thể đổi mẫu khi ra nắng (Transition hoặc photochromic).

Ngoài ra cháu cũng nên đi khám bác sĩ chuyên về mắt coi xem có bị bất thường khác không.

Vấn đề ngủ nhiều mà mắt cứ nhắm lại thì có thể là do căng thẳng mệt mỏi vì công việc cũng như thay đổi thời tiết, vậy đề nghị cháu ăn uống đầy đủ, ngủ nghỉ điều độ, vận động cơ thể và sắp lại lịch làm việc cho thoải mái và dành chút thì giờ để giải trí tiêu khiển.

Chúc cháu mọi sự lành.

NGỦ NGHIẾN RĂNG

Hỏi

Tôi có cháu trai, năm nay cháu được 6 tuổi. Sức khỏe bình thường, chịu ăn chịu chơi. Chỉ có một điều là khi ngủ ban đêm thì cháu nó hay nghiến răng, hầu như thường xuyên. Vậy xin hỏi bác sĩ tại sao cháu nó lại nghiến răng như vậy, có ảnh hưởng gì tới sức khỏe và có thể chữa được hay không? Xin cảm ơn bác sĩ.
- Linh Đặng (Garland)

Đáp

Thưa bà,

Nghiến răng, tiếng Anh là Bruxism, là một chứng trong đó hai hàm răng chà xát vào nhau thành tiếng và thường thì đưa tới mòn mặt răng.

Hiện nay y học cũng chưa biết chính xác tại sao nhiều người, lớn cũng như bé, lại bị chứng này. Một số lý do được nêu ra có thể là do yếu tố tâm lý như lo âu, sợ hãi, căng thẳng tinh thần, hung hăng tức giận, rối loạn giấc ngủ hoặc do hai hàm răng không ăn khớp với nhau... Đôi khi hút thuốc lá hoặc lạm dụng rượu thuốc, tiêu thụ nhiều cà phê cũng gây ra nghiến răng.

Chứng này thường thấy ở trẻ em nhiều hơn là ở người lớn và may mắn là khi các cháu lớn lên tật này sẽ hết.

Bình thường, nghiến răng không gây ra hậu quả trầm trọng cho sức khỏe, tuy nhiên nếu kéo dài thì có thể làm răng càng ngày càng mòn gây khó khăn cho sự nhai thức ăn cũng như gây ra chứng nhức đầu, đau mặt, đau khớp xương hàm-thái dương.

Trong đa số các trường hợp, không cần điều trị chứng nghiến răng, nhất là ở trẻ em vì khi các cháu lớn lên, chứng này sẽ tự hết. Ở những trường hợp mà nghiến răng thường xuyên xảy ra ảnh hưởng tới sức khỏe, nên đi bác sĩ để điều trị. Ngoài bác sĩ gia đình, cũng cần tới nha y sĩ để khám hàm răng.

Trường hợp của cháu nhà, hy vọng là khi cháu lớn sẽ hết bị chứng nghiến răng. Tuy nhiên bà cứ đưa cháu tới bác sĩ gia đình và nha sĩ để khám cho cháu nhé. Có thể là các bác sĩ sẽ cho cháu mang vài dụng cụ y nha khoa ở miệng để tránh mòn răng.

Bà cũng nên để ý xem cháu có chuyện gì không vui ở nhà cũng như ở lớp học hay không, vì đôi khi một vài sự bực mình nào cũng khiến cháu nghiến răng ban đêm khi ngủ.

Chúc bà và gia đình vui mạnh.

UỐNG NƯỚC NÓNG, NƯỚC LẠNH

Hỏi

Bác sĩ Ý Đức ơi,

Cháu và bạn cháu mới tranh cãi về một đề tài rất ư là quan trọng. Bạn cháu nó nói rằng uống nước nóng sẽ tăng nhiệt độ cơ thể ta sẽ đổ mồ hôi và cảm thấy mát mẻ. Cháu thì nghĩ rằng uống nước đá lạnh hoặc ăn kem thì trong người mát mẻ ngay. Bác sĩ coi xem nó đúng hay cháu đúng.
- Duyên (Plano)

Đáp

Chào cháu Duyên,

Cả cháu và bạn cháu đều không hoàn toàn đúng vì nhiệt độ của cơ thể được điều hòa bởi sự hô hấp và sự đổ mồ hôi ở trên da. Theo các nhà chuyên môn, thì thực phẩm nóng hoặc lạnh không có ảnh hưởng gì mấy tới nhiệt độ cơ thể. Thực phẩm nóng quá hoặc lạnh quá vào đến bao tử thì đều được dung hòa ngay với nhiệt độ của cơ thể. Với một cơ thể lớn của con người thì một chút thực phẩm nóng hoặc lạnh không đủ sức để thay đổi nhiệt độ trong người, chẳng khác chi ta bỏ một cục nước đá vào trong một bồn tắm đầy nước nóng. Không phải chỉ hai cháu nghĩ như vậy mà nhiều người khác cũng có cùng một cảm giác như vậy, vì thế cho nên mới có thói quen là trời nóng bức mà uống một ly nước chanh đường đá là cảm thấy mát ngay hoặc lạnh giá mà uống một ly cà phê nóng thì cảm thấy ấm bụng hơn. Thực ra chỉ là cảm giác thoảng qua nơi thực quản và dạ dày mà thôi.

HAY BỊ KHÓ THỞ, HỤT HƠI

Hỏi

Mới đây tôi có đi khám bác sĩ vì ho nhiều quá. Mấy ngày sau thì bác sĩ cho hay phổi của tôi đang có vấn đề, cần vào bệnh viện để điều trị. Tôi hút thuốc lá từ hơn 30 năm nay. Từ năm ngoái, tôi hay bị khó thở và nhiều khi phải thở oxy. Bác sĩ nói là tôi bị bệnh gọi là emphysema gì đó, ông có

giải thích cả nửa giờ nhưng tôi chưa hiểu rõ vì tiếng Anh của tôi cũng giới hạn. Xin bác sĩ vui lòng giải thích cho tôi nhé và tình trạng có nguy hiểm không?
- Trần Thung (Houston)

Đáp

Thưa ông Thung,
Ông thực là may mắn, có một bác sĩ tận tâm dành cả nửa giờ để giải thích tình trạng bệnh của ông, chứ ngày nay các bác sĩ cũng quá bận rộn, ít thì giờ nói với bệnh nhân.

Emphysema tiếng Việt là bệnh Phổi Tràn Khí, trong đó các phế nang chứa không khí bị tổn thương đưa tới giảm diện tích trao đổi dưỡng khí và thán khí ở phổi, khiến cho người bệnh thấy khó thở. Ngoài ra, các mô bào đàn hồi ở phế quản cũng hư hao, khiến cho các ống này xẹp xuống khi bệnh nhân thở ra, gây khó khăn cho không khí ra vào.

Bệnh xuất hiện từ từ và dấu hiệu chính là người bệnh thấy hụt hơi khó thở, làm công việc hơi nặng nhọc một chút là thấy mệt rồi. Lâu ngày, ngay cả khi ngồi không, họ cũng hụt hơi. Trường hợp nặng thì môi và móng tay có màu xám nhạt, tim đập nhanh, trí óc không được tỉnh táo vì não bộ thiếu dưỡng khí.

Nguyên nhân gây ra bệnh này là

do tiếp xúc với chất gây ô nhiễm nhất là hút thuốc lá, cần sa, khói từ các công xưởng hoặc chất silica từ hầm mỏ. Người không hút thuốc lá nhưng thường xuyên hít thở không khí chung với người hút thuốc lá cũng hay bị bệnh, nhất là các cháu bé sống chung một nhà.

Lâu ngày, bệnh đưa tới tình trạng xẹp phổi, ảnh hưởng tới trái tim, nhiễm trùng hô hấp, tất cả đều nguy hiểm tới tính mệnh.

Bệnh không thể chữa dứt khỏi tuy nhiên một số dược phẩm có thể giúp đời sống của người bệnh thoải mái đôi chút hoặc cũng có thể giải phẫu. Bác sĩ sẽ đưa ra phương thức trị bệnh sau khi khám và làm các xét nghiệm cần thiết.

Về trường hợp của ông, tôi đề nghị là ông nên trở lại ngay với vị bác sĩ mà ông có may mắn gặp. Đây là một lương y đấy. Chắc chắn vị này sẽ dành nhiều thì giờ để cùng ông thảo luận phương thức chữa trị. Hãy hợp tác với ông ta. Và việc đầu tiên ông cần làm ngay là ngưng hút thuốc lá tức thì. Cả triệu người bỏ thuốc gọi là cold turkey đều thành công. Do đó tôi tin chắc là ông có thể làm được, trước khi tình trạng trở nên xấu hơn nữa.

Chúc ông nhiều may mắn.

THUỐC NÀO CHỮA LỞ MIỆNG

Hỏi

Thưa bác sĩ, cháu thường lở môi miệng khi ăn đồ có dầu chiên hoặc khí hậu quá lạnh, cháu hay có những mụt nhỏ mọc xung quanh miệng rất khó chịu và đau. Cháu có đọc trên báo nói là do bệnh Herpes Simplex, bác sĩ có loại thuốc nào chữa bệnh này giúp cháu .
- Nga Tran

Đáp
Chào cô Nga,
Tôi thông cảm với cô vì loét lở miệng thường là rất đau, nhất là khi ăn uống.

Loét lở miệng môi do nhiều nguyên nhân: có thể là nhiễm trùng với các loại vi khuẩn, virus, nấm hoặc là dấu hiệu của suy dinh dưỡng hoặc biến chứng một số bệnh của cơ thể... Cho nên muốn điều trị phải đi bác sĩ khám để tìm nguyên nhân. Điều trị có thể với các loại kháng sinh, thuốc chống virus, thuốc súc miệng diệt vi khuẩn, nước muối...

Herpes Simplex là một loại virus gây bệnh ở miệng và cơ quan sinh dục. Không có thuốc chữa dứt bệnh này, nhưng có các loại thuốc như acyclovir, Famciclovir... có thể rút ngắn thời gian bị bệnh. Các thuốc này cần được bác sĩ khám, biên toa và theo dõi.

Trong khi chờ đợi, cô có thể súc miệng với nước muối hoặc các nước súc miệng bán ở siêu thị có chứa chất gây tê tê ở miệng để giảm đau.

Tôi đề nghị cô đi khám bác sĩ gia đình để tìm nguyên nhân rồi điều trị nhé chứ để lâu không ăn uống được thì rất bất tiện.

Chúc cô mọi sự bình an.

BỆNH VIÊM DẠ DÀY

Hỏi

Tôi tên Lê Thị Vinh, năm nay 65 tuổi, đã cắt sạn mật 1995. Từ 2001 tôi bắt đầu uống thuốc trị mỡ trong máu và thuốc hạ huyết áp (Simvatatin40 và Co.Aprovel150mg/12). Tới năm 2009 uống thêm thuốc tiểu đường Metformin-1000mg (ngày 1/2 viên). Trong thời gian này thỉnh thoảng đau bao tử, ợ hơi, ợ chua, đau thường vị, sưng ruột, thỉnh thoảng đi tiểu ra máu tươi vì bị trĩ. Từ 2010 tôi uống đều đặn thuốc nghệ. Thời gian gần đây tôi thường bị đau bụng, sưng chướng bụng, đầy hơi, rất khó chịu thỉnh thoảng đau tức vùng thường vị. Tôi có đi soi DD và kết quả mới nhất (4/11/2011) là bị

TUYP-A.GASTRITIS (không có vi trùng Helicobacterial). Bác sĩ cho uống Esomeprazol 20mg-sáng sớm 1 viên+Domperidon ngày 2 viên. Tôi uống hơn 1 tháng, nhưng chỉ bớt không khỏi. Nên bác sĩ đổi thuốc

Pantozol40mg-sáng sớm 1 viên + domperridon 2 viên/ngày sau khi ăn. Hiện tôi đang uống 2 thứ này được nửa tháng, cũng đã thấy bớt nhiều. Vì không hiểu tiếng Đức nên tôi không biết loại bịnh Gastritis Tuyp-A này thế nào, bác sĩ có nói loại này chữa không dứt được mỗi khi bệnh tái phát phải điều trị ngay.

Vậy tôi có nên tiếp tục thuốc nghệ nữa hay không? Và cần kiêng cữ những gì cho bệnh thuyên giảm tốt hơn. Tôi đã dùng Hat Methi pha nước uống hàng ngày đã 2 năm rồi, nhưng tôi đã không uống nữa. Vậy tôi có thể tiếp tục việc ăn uống không? - Le Thị Vinh.

Đáp

Chúng tôi xin trả lời mấy câu hỏi của bà:

1- Gastritis type A là một loại viêm dạ dày gây ra do rối loạn chức năng của hệ miễn dịch, đưa tới viêm dạ dày.

Y học phân chia viêm dạ dày làm nhiều loại:

a- Loại A là một bệnh tự miễn, gây ra do một số tác nhân như thuốc lá, rượu và có thể đưa tới thiếu hồng cầu vì thiếu vit B12.

b- Loại B chiếm 80% trong số các bệnh viêm dạ dày là 90% do vi khuẩn Helicobacter Pylori gây ra.

c- Loại C chiếm 10% và gây ra do mật từ túi mật vào kích thích niêm mạc dạ dày.

Điều trị viêm dạ dày tập trung vào việc giảm chất chua trong dạ dày. Nếu do HP gây ra thì dùng thêm kháng sinh. Trường hợp của bà không phải do HP, cho nên uống các thuốc mà bác sĩ cho là đúng rồi. Bà nên tiếp tục.

2- Về nghệ thì nếu bà thấy có ảnh hưởng tốt và không gây ra phản ứng gì thì dùng thêm cũng được, nhưng chỉ nên coi nghệ như là để hỗ trợ cho sự tiêu hóa chứ không phải là để trị dứt bệnh viêm dạ dày.

3- Hạt methi được giới thiệu là hạ đường huyết và cholesterol. Uống cũng được, nhưng cần uống các thuốc mà bác sĩ đang chữa cho bà về huyết áp, mỡ.

Bà cũng nên duy trì chế độ dinh dưỡng cân bằng các loại thực phẩm, bớt chất béo, tránh quá nhiều chất cay chua, thức ăn khó tiêu và vận động cơ thể nhẹ nhàng.

Kính chúc bà được luôn luôn mạnh khỏe, sống vui với các con các cháu.

CHẢY MÁU CAM CÓ NGUY HIỂM KHÔNG?

Hỏi

Tôi có đứa cháu nội gái, cháu gần 7 tuổi. Cháu rất thường bị chảy máu cam, thường là về ban đêm. Khi bị chảy, cháu bị chảy rất nhiều, và rất là khó để ngưng lại.

Cháu có bảo hiểm tốt, đã đi bác sĩ gia đình nhiều lần, nhưng không thuyên giảm.

Cháu không được khoẻ mạnh, hay bị ói và hay bị cảm (sốt, ho) Khi mẹ cháu có bầu cháu, thì đang bị bướu cổ.

Như vậy thưa bác sĩ, có phải cơ thể cháu không được khỏe, là do ảnh hưởng của người mẹ khi mang bầu?

Cháu bị chảy máu cam như vậy, thì có thể chữa được không? Và có nguy hiểm không?

Thành thật cám ơn Bác sĩ và chúc Bác sĩ nhiều sức khỏe và may mắn.

- Phương Vũ

Đáp

Chào bà Phương,

Không thấy bà cho biết cháu chảy máu cam ở một bên mũi hoặc hai bên.

Chảy máu cam tiếng Anh gọi là Epistaxis.

Bệnh có nhiều nguyên nhân như là: Không khí trong nhà quá nóng và quá khô; khí hậu quá lạnh, viêm xoang, hỉ mũi quá mạnh, ngoáy lỗ mũi hoặc có vật lạ trong mũi; viêm mũi do dị ứng, vách ngăn mũi bị lệch và ở người lớn có một số nguyên nhân khác như cao huyết áp, ảnh hưởng của việc hít cocaine...

Chảy máu khi một mạch máu nào đó trong mũi bị tổn thương và máu chảy ra. Nếu cháu liên tục bị chảy máu, bà nên đưa cháu tới bác sĩ tai mũi họng để khám bệnh, tìm nguyên nhân rồi điều trị. Xin bà yên tâm vì các bác sĩ chuyên môn có nhiều cách để chữa bệnh này.

Khi cháu chảy máu, bà nên cho cháu ngồi, đầu hơi ngả về phía trước, nói với cháu thở bằng miệng và bà lấy ngón tay đè vào bên mũi chảy máu chừng dăm phút để mạch máu khép kín lại. Bà cũng có thể dùng nước muối sinh lý nhỏ vào mũi cháu một ít giọt khi cháu bị nghẹt mũi.

Tôi không nghĩ rằng khi mẹ cháu có thai và bị bệnh thyroid gây ra chuyện chảy máu cam của cháu. Chắc là cháu chỉ chảy máu cam vì thay đổi thời tiết mà thôi.

PENIS PUMP - BỘT NGỌT

Hỏi

Kính gởi BS, tôi có vài câu hỏi như sau:

1- Tôi 67 tuổi, nhiều khi đo huyết áp vào buổi sáng (sau khi tập thể dục nhẹ 20 phút vào lúc 8-9 giờ), số đo là: 98/59/80. Những lúc khác trong ngày thì số đo vào khoảng: 122/76/70. Như vậy thì tình trạng huyết áp của tôi thế nào?

Tôi đang dùng thuốc huyết áp do bác sĩ gia đình cho sau khi khám định kỳ 4 tháng/lần.

2- Tôi có một bạn già, 76 tuổi, góa vợ 03 năm, đang có "girlfriend" 50 tuổi ở VN, cần dụng cụ trợ lực (penis pump!). Bác sĩ có trả lời v/v nầy là đến nơi bán dụng cụ y khoa mà mua. Nhưng nơi chúng tôi ở là một thị trấn nhỏ không có tiệm nầy. Bác sĩ vui lòng cho website để mua trên internet, hoặc cách nào khác. Thành thật cám ơn Bác sĩ.

Đáp

Thưa ông, ông không cho biết

là ông bị cao huyết áp từ bao giờ và khi đó huyết áp cao tới mức nào. Các số huyết áp mà ông nêu ra, đều có thể chấp nhận được ở mức độ trung bình. Chúng tôi đề nghị với ông là tiếp tục dùng thuốc hạ huyết áp mà bác sĩ gia đình đang chỉ định cho ông, đồng thời cũng nên để ý tới vấn đề ăn uống, như là giới hạn muối và chất béo, cũng như tiếp tục vận động cơ thể nhẹ nhàng như ông đang làm.

Còn chuyện penis pump thì xin nói thêm như sau:

Penis pump là một trong nhiều phương tiện điều trị bệnh rối loạn cương dương. Dụng cụ gồm một ống bằng plastic chụp lên dương vật, kèm theo một cái bơm bằng tay hoặc bằng pin và một băng cao su quấn gọn phần dưới của penis để giữ máu tích tụ khi dương vật cương cứng.

PP được coi như là hữu hiệu để có sự cương cứng vừa đủ cho việc giao hợp, nếu dùng đúng hướng dẫn, mà lại ít có tác dụng ngoại ý hơn các phương thức khác, chi phí cũng ít tốn kém hơn và không phải giải phẫu hoặc chích thuốc. PP có thể dùng cùng lúc với thuốc cường dương...

Thường thường PP an toàn, tuy nhiên có thể có các rủi ro như tăng khả năng chảy máu nếu đang dùng thuốc trị bệnh loãng máu; hoặc đang dùng thuốc chống đau aspirin, ibuprofen... hoặc sau khi bơm có thể có nổi vết bầm đỏ trên da, tê lạnh dương vật, âm ỉ đau.

Có nhiều loại PP khác nhau trên thị trường, vài loại có thể mua tự do, nhưng nên hỏi ý kiến bác sĩ gia đình trước khi mua và dùng, vì có loại không thích hợp với tình trạng sức khỏe của mình. Nhiều ý kiến cho rằng PP bán tự do trên internet nhiều khi không công hiệu và có thể gây ra rủi ro. Vả lại, có quảng cáo khuếch đại rằng PP của họ có thể làm dương vật to lên, thì điều này không đúng. Họa may, PP có thể mang dương cụ trở lại mức độ vốn có của mình trước đấy là quý rồi.

Nói tóm lại, PP có thể giúp người có khó khăn cương dương, đủ để làm tình. Trong khi đó, vẫn cần tiếp tục điều trị những nguyên nhân gây ra rối loạn cương dương, như là trong bệnh tiểu đường...

Ông có thể vào Amazon trên internet hoặc Walgreens cũng thấy có quảng cáo bán PP đấy.

Chúc bạn ông mọi sự bình an và enjoy mọi thú vui ở cõi đời này.

BỘT NGỌT

Hỏi

Thưa bác sĩ Nguyễn Ý Đức,
Tôi nghe nói bột ngọt khi ăn nhiều có thể gây ra lú lẫn, nhức đầu, buồn nôn và bệnh tim, không biết có đúng không. Xin bác sĩ cho biết ý kiến nhé.
- Mme Oanh (Sachse)

Đáp

Thưa bà, vấn đề an toàn của MSG (bột ngọt) chưa được hoàn toàn sáng tỏ và có nhiều ý kiến khác nhau về tác dụng tốt xấu.

Trong khi các nhà sản xuất bột ngọt công bố kết quả nhiều nghiên cứu cho rằng bột ngọt an toàn khi dùng theo liều lượng do họ chỉ dẫn. Nhưng họ cũng thừa nhận rằng có nhiều người mẫn cảm với MSG.

Cơ Quan Thực Phẩm và Dược Phẩm (FDA) nhận được nhiều than phiền về bột ngọt. Năm 1959, cơ quan đã xếp MSG vào danh sách các "chất được coi một cách chung chung như an toàn" cùng với các gia vị khác như muối, giấm, bột nở. MSG được cho phép dùng trong kỹ nghệ thực phẩm từ năm 1963.

Vì dân chúng quá quan tâm, cho nên cơ quan này mướn một tổ chức chuyên về nghiên cứu để kiểm tra kết quả của cả trăm tường trình khoa học về tác dụng xấu tốt của MSG. Tổ chức này đưa ra các nhận xét như sau:

a. Một số người có thể phản ứng với bột ngọt và có một vài dấu hiệu phức tạp như sau: Cảm giác nóng bỏng ở sau cổ, ngực và cánh tay; cảm giác tê ở gáy, chạy xuống tay và lưng; châm nhói, nóng trên mặt, thái dương, lưng, gáy và tay; đau nơi ngực; nhức đầu, buồn nôn; tim đập nhanh; khó thở; buồn ngủ, yếu sức;

b. Ở người khỏe mạnh mà không dung nạp (intolerant) được với MSG, các dấu hiệu trên xảy ra khoảng một giờ sau khi tiêu thụ từ 3g MSG trở lên, nhất là khi đói, không ăn thực phẩm;

c. Bị bệnh suyễn nặng có thể khiến các dấu hiệu trên dễ dàng xảy ra;

d. Không có bằng chứng nào về việc MSG là rủi ro đưa tới bệnh Alzheimer sa sút trí tuệ, hoặc các bệnh kinh niên;

e. Chưa có bằng chứng nào về việc MSG làm tổn thương tế bào thần kinh ở loài người...

Kết quả này dường như thỏa mãn quan điểm của cơ quan FDA nhưng nhiều người vẫn cho là MSG có tác dụng không tốt cho sức khỏe. Họ đòi hỏi có nhiều nghiên cứu rộng rãi, khách quan hơn.

Cơ quan FDA vẫn duy trì lập trường: khi dùng lâu, nhưng vừa phải, từ 0.1 tới 0.3% trọng lượng món ăn, bột ngọt không gây ảnh hưởng xấu cho sức khỏe con người.

Cơ quan Y Tế Thế Giới khuyên rằng nên hạn chế bột ngọt chừng nào hay chừng nấy và không cho trẻ em dưới sáu tuổi dùng.

Ngoài ra, theo quy luật, bất cứ món ăn nào có bột ngọt đều phải được ghi trên nhãn hiệu để công chúng biết mà đề phòng. Bột ngọt hiện nay đã được pha thêm vào nhiều thực phẩm, kể cả vài loại nước uống chế biến hoặc rau trái cây tươi, khô.

Cũng nên lưu ý rằng bột ngọt có một số muối sodium, nên người bị cao huyết áp, bệnh thận hoặc tim cần lưu ý.

Ngoài ra cũng nên biết rằng một số bột ngọt trên thị trường được pha trộn với một vài chất có thể gây ra rủi ro cho người tiêu thụ, chẳng hạn như hàn the và phèn. Các chất này có thể gây kém ăn, mất ngủ, tổn thương cho dạ dày. Nếu dùng nhiều có thể đưa tới nhiều bệnh khác như ung thư bàng quang, teo tinh hoàn... Hàn the đã bị cấm dùng trong thực phẩm trên khắp thế giới.

Mặt khác vì bản thân bột ngọt không làm tăng chất dinh dưỡng cho món ăn, nên nếu thường xuyên dùng bột ngọt thay thế cho các chất đạm của thịt cá, rau trái sẽ đưa tới thiếu các chất dinh dưỡng căn bản và cơ thể suy yếu.

Nói tóm lại, nên sử dụng hạn chế bột ngọt ở mức độ càng ít càng tốt, và không nên cho bột ngọt vào thức ăn của trẻ em dưới sáu tuổi.

Hy vọng những ý kiến này thỏa mãn tìm hiểu về bột ngọt của bà. Chúc bà và gia đình mọi sự bình an.

TẰNG HẮNG

Hỏi

Kính Thưa Bác Sĩ,
Tôi là một trong những độc giả thường xuyên theo dõi những bài viết về y khoa của Bác Sĩ trên tuần báo Trẻ và các báo khác.

Xin Bác Sĩ cho biết chữ "TẰNG HẮNG" trong tiếng Anh gọi là gì. Tôi tìm không ra trong tự điển VN.

Cám ơn BS.
- Tường

Đáp

Cảm ơn bạn đã nêu ra một câu hỏi rất lý thú, vì nhiều người có thể đang có mà không để ý tới, kể cả các bác sĩ.

Theo tôi hiểu, tiếng Anh của tằng hẳng hoặc Đằng hắng là "Clear Throat" và có ít nhất 3 ý nghĩa:

- Động tác ở cuống họng để loại bỏ một chất nào đó dính ở họng, do dị ứng, cảm lạnh, trào ngược dạ dày-thực quản hoặc viêm xoang gây ra. Chất này gây khó chịu, cần được tằng hẳng để loại ra ngoài qua miệng hoặc nuốt xuống dạ dày.

- Để đánh tiếng là có người hoặc lôi cuốn sự lưu ý của người khác. Chẳng hạn mình tới gặp ai mà họ quay lưng không thấy thì mình làm cử động tằng hẳng, để họ biết sự có mặt của mình.

- Trước khi nói, nhiều khi ta cũng tằng hẳng, làm sạch họng cho giọng nói trong sáng, lưu loát hơn.

Để làm sạch họng, có thể súc miệng với nước muối, nhâm nhi nước trà nóng thêm chút mật ong, tránh thức ăn cay chua có tác dụng kích thích và uống nhiều nước.

TÁO BÓN

Hỏi

Thưa BS, em có thắc mắc về Bowel elimination của cha em. Ông 80 tuổi có bịnh Parkingson. Vấn đề đi bathroom của ông rất khó khăn mà đi nhiều lần khiến ông rất khổ sở.

Em có hiểu về enema là phương cách giúp peristalsis của vùng rectum. Về phần mass movement thì có cách nào giúp cho người bệnh không?

Chế độ ăn uống của Ông vẫn theo sự chăm sóc của nursing home nơi ông ở.

Các health practitioners ở đó cho ông uống mineral oil hằng ngày nhưng cũng không mấy hiệu quả. Xin BS trả lời giúp.

Chân thành cám ơn BS.
- Thủy Nguyễn

Đáp

Chào cháu Thủy,
Táo bón là một trong những triệu chứng của bệnh Parkinson. Lý do là ở bệnh nhân này, sự hoạt động của hệ thần kinh tự chủ suy yếu, khiến cho các cơ trơn ở ruột kém hoạt động và hậu quả là nhu động ở ruột già không hoạt động, phân nằm trong ruột lâu hơn, trở thành khô và gây ra táo bón.

Ngoài ra, các thuốc trị bệnh Parkinson cũng có tác dụng phụ là gây ra táo bón. Người bệnh cũng ít vận động, ít uống nước, tinh thần căng thẳng, trầm cảm đều tăng rủi ro táo bón.

Đề nghị với cháu cho ông cụ uống thêm nước, ăn nhiều rau và trái cây có chất xơ, uống thêm thuốc làm phân mềm.

Mineral oil cũng giúp đi cầu dễ dàng vì làm cho phẩn trơn mềm, nhưng không nên dùng thường xuyên vì có thể loại bỏ các sinh tố A, D, E và K ra khỏi cơ thể. Cần hỏi ý kiến bác sĩ nếu định dùng lâu.

Enema là bơm thuốc rửa ruột, giúp loại bỏ phân cũng là phương thức tốt, nhưng nên hỏi ý kiến bác sĩ trước và cũng phải biết cách bơm. Ông cụ ở trong nursing home, thì nhờ nhân viên nơi đây giúp.

Ngoài ra cũng có thể nhét viên glycerine suppositoire để dễ đi cầu nếu phân quá chặt, rặn không ra.

Ù TAI
Hỏi
Người bạn năm nay 67 tuổi, hay than là lỗ tai thường phát ra tiếng như tiếng ve kêu, rất khó chịu, khó ngủ và hơi đau. Có đi bác sĩ nhiều lần nhưng không kết quả và kéo dài đã hai năm, nếu để lâu có ảnh hưởng gì đến sức khỏe không. Hai lỗ tai thì không sưng hay chảy nước gì, nhờ bác sĩ hướng dẫn.
- Thanh Nguyễn

Đáp
Chào cô Thanh,
Ông cụ có thể bị chứng Ù Tai vì ông ấy nghe như có tiếng ve kêu trong lỗ tai.

Ù tai là một hiện tượng trong đó đôi khi ta nghe những âm thanh văng vẳng, tiếng như huýt sáo, tiếng rít nhẹ ở một hay hai tai mà không có nguồn âm thanh. Các cảm giác này khác với âm thanh, tiếng động mà cả bác sĩ và bệnh nhân đều nghe thấy. Cảm giác có thể liên tục hoặc lâu lâu mới xảy ra, đôi khi lại hòa theo nhịp đập của tim.

Xin nhắc lại là muốn nghe, âm thanh được thu vào tai ngoài, tới màng nhĩ, làm rung màng này rồi chuyển vào tai giữa với hệ thống xương nhỏ. Các xương rung động chuyển âm thanh vào tai trong. Nơi đây có những sợi dây thần kinh mảnh mai như sợi tóc và một chất lỏng với nhiệm vụ là tiếp nhận tín hiệu âm thanh, chuyển lên não bộ và thính giác được thực hiện.

Nhiều nhà chuyên môn cho

rằng ù tai là do sợi thần kinh ở tai trong bị xáo trộn, tiếp tục rung động sau khi âm thanh đã dứt, khiến não bộ tưởng âm thanh vẫn còn và tiếp tục làm việc.

Tuổi về già, nghe âm thanh quá cao là nguyên nhân chính của ù tai kinh niên. Sau đây là một số nguy cơ có thể gây ra ù tai:

Một vài hóa chất dược phẩm như cafeine, nicotine, aspirin, ibuprofen, thuốc kháng sinh streptomycine.

Rượu vang đỏ, chocolate cũng gây chứng ù tai ngắn hạn.

Các bệnh như cao huyết áp, xơ cứng động mạch, u bướu tai và xương đầu, bệnh tiểu đường, thiếu hồng cầu đều gây ra ù tai trầm trọng và ta cần khám chuyên khoa ngay.

Ù tai cũng xảy ra khi ống tai ngoài bị tắc nghẽn như có nhiều ráy tai hoặc có u nhọt, nhiễm vi trùng.

Để định bệnh, bệnh nhân cần được chụp quang tuyến xương sọ, đo thính lực đồ (audiogram).

Điều trị ù tai tập trung vào các nguyên nhân gây bệnh.

Ngoài ra, người bệnh có thể nghe âm nhạc nhẹ hoặc đeo các trợ thính cụ để tạm thời làm át tiếng ù tai.

Trường hợp của ông cụ, chắc là phải đi bác sĩ chuyên môn về Tai Mũi Họng khám trước để tìm nguyên nhân rồi điều trị. Chứ để lâu thì khó chịu lắm và cũng gây phiền phức mất ngủ cho người bệnh.

Cảm ơn cô đã theo dõi tuần báo Trẻ thường xuyên.

Chúc cô và gia đình luôn luôn mạnh khỏe.

MỔ XƯƠNG

Hỏi

Kính thưa bác sĩ, hôm nay đến phiên tôi làm phiền bác sĩ, xin bác sĩ vui lòng đọc dùm bức thư của tôi và cho tôi xin ý kiến, bởi vì tôi không biết hỏi ai để tự quyết định cho mình.
- Tôi tên là Lê Khanh (Houston)

Năm 12 tuổi (ở VN) tôi bị té, tôi đau đớn rên la suốt ngày, tôi có bị liệt một thời gian, sau đó tôi may mắn được gặp bác sĩ Trần Ngọc Ninh, vị bác sĩ nổi tiếng về xương sống ở Sàigòn trước 75 chữa trị cho tôi. Bác sĩ bảo tôi bị "mal de pott". Việc chữa trị kéo dài khoảng từ 2 đến 3 năm, bác sĩ đã giải phẫu xương sống cho tôi đồng thời cho tôi dùng streptomycine và uống isoniazid mỗi ngày, tôi phải mang cái áo bột trong thời gian chữa trị, cứ 6 tháng cắt ra và băng lại. Lúc giải phẫu bác sĩ có nói với cha mẹ tôi rằng: sẽ cắt lấy một mẩu xương ở ống chân của tôi để ghép vào đốt xương đã bị vi trùng ăn mòn, nhưng không hiểu sao bác sĩ không lấy mẩu xương nào cả, ông ta chỉ làm cho 3 hay 4 đốt xương sống ở thắt lưng của tôi dính với nhau để có sức chống đỡ cho nguyên cả cột sống của tôi.

Sau hai ba năm chữa trị, bác sĩ bảo tôi đã lành hẳn, ông ta cho tôi về, nhưng bác sĩ có nói một câu "Sau nầy lúc về già cô sẽ bị đau rất nhiều" lúc đó tôi mới 13-14 tuổi, được ra về đi học lại tôi mừng quá, nên không hỏi bác sĩ lý do tại sao.

Sau đó, cuộc sống của tôi cũng bình thường, tôi cũng đi học, làm việc như mọi người và có gia đình, tôi sinh hai lần đều là cesarienne, đến năm 1998 tôi bị Hysterectomie, sau khi làm hysterectomie bác sĩ gyneco cho tôi uống hormone (premarin -0,6mg) bà ta bảo là tôi nhỏ con (chỉ có 40kg) vì sợ tôi té gãy xương, sau 10 năm, bà ta hạ dose xuống còn 0,3mg. Kể từ lúc giải phẫu xương sống, tôi sống bình yên trong vòng 50 năm, không hề bị đau đớn, tôi vẫn làm

việc, nhưng tránh những việc nặng, có hại đến xương sống.

Sau thời gian menopause tôi cảm thấy hơi đau lưng, đi bác sĩ thì được biết là tôi bị xốp xương bác sĩ cho tôi: Actonel 5mg (mỗi ngày một viên) đồng thời bác sĩ gia đình cho tôi thuốc giảm đau: Tridural 100mg, và Celebrex 200mg (mỗi thứ một viên mỗi ngày)

Song song với việc dùng thuốc, tôi tìm đến một vị bác sĩ chuyên khoa về xương. Tôi theo ông bác sĩ nầy đã gần hơn 8 năm, lúc đầu gặp ông ta, tôi có hỏi là trường hợp của tôi có cần giải phẫu lại hay không? Ông ta bảo là không cần, chỉ cần đi physiotherapie mà thôi, tôi theo được hai ba năm rất tốt.

Cách đây 3 năm, bà bác sĩ gyneco của tôi bảo là nên dừng hẳn, không dùng Premarin nữa, vì tôi dùng đã quá lâu, trong thời gian ngưng dùng thuốc Premarin, cơn đau kéo đến dữ dội với xương sống của tôi, dù có uống thuốc giảm đau, vẫn không bớt. Tôi tìm gặp bác sĩ orthopedie ở bệnh viện nhiều lần và xin ý kiến ông ta có nên giải phẫu hay không? Ông ta trả lời là: tôi không khuyên bà mổ, nếu khi nào cảm thấy đau quá không chịu nổi thì vào đây tôi sẽ mổ cho bà, không ai được cho ý kiến kể cả con cái, tôi phải tự quyết định mình tôi. Ông ta cho tôi biết là cuộc mổ sẽ kéo dài 5 giờ và có thể có những risques xảy ra như sau khi đặt chất metal và ốc vít vào, nếu cơ thể tôi không chịu: thì sau 3 tháng sẽ mổ lại, hoặc là nước có thể vào phổi. Còn nếu bình yên thì 2 tuần sẽ xuất viện.

Tôi đã xin mổ một hai lần rồi lại xin hoãn, tôi có dò hỏi rất nhiều người, người mổ xong thì tốt, có kẻ mổ xong 6 tháng vẫn nằm trên giường rên la vì đau đớn. Tôi không sợ chết, nhưng chỉ sợ xương sống của tôi như một căn nhà xây đã 100 năm, mình chỉ muốn sửa một chút xíu, khi khui ra nó đổ và mục nát tùm lum, lúc đó tôi không biết cái mổ sẽ kéo dài bao lâu? Và sẽ bị mổ lại bao nhiêu lần nữa, hoặc là tôi sẽ nằm trên giường một hai năm rên rỉ vì cơn đau hành hạ! khổ thân tôi và làm phiền con cái?

Kể từ tháng 03-2012 tôi xin bác sĩ gyneco cho tôi uống lại Premarin. Cho đến hôm nay thì cơn đau của tôi giảm đi rất nhiều. Có khi tôi bỏ thuốc giảm đau cả 3 tháng, chỉ dùng massage. Tôi vẫn lái xe được, làm việc nhà nhẹ trong khả năng của tôi. Ngoại trừ lúc ngủ và đi ra ngoài, ở trong nhà lúc nào tôi cũng phải đeo: Lumbar Support, để giữ cho xương sống được thẳng và

không bị đau.

Thư dài sợ bác sĩ đọc sẽ mệt và đau đầu. Tôi thành thật xin lỗi, vì không biết hỏi ai nên làm phiền bác sĩ, mong bác sĩ hỷ xả cho, xin bác sĩ cho tôi một lời khuyên, xin cám ơn bác sĩ rất nhiều.

Cầu chúc cho bác sĩ sức khỏe tốt, và gia đình nhiều may mắn.

Xin cám ơn bác sĩ.

Đáp
Thưa bà,
Premarin là một dạng thương mại của kích thích tố nữ estrogen được bào chế và thường được dùng để phòng ngừa bệnh loãng xương ở phụ nữ mãn kinh. Tác dụng phụ của Premarin cũng nhiều, nhẹ cũng có mà trầm trọng cũng có và chúng tôi chắc là các bác sĩ cho bà dùng Premarin trước đây là đã giải thích cặn kẽ cho bà rồi. Các nhà bào chế thường khuyên là không nên dùng quá lâu, như dăm năm, vì có thể đưa tới các bệnh hiểm nghèo nhưng hiếm như ung thư vú, tử cung, buồng trứng, huyết cục cũng như tai biến não.

Bệnh đau xương sống của bà xảy ra cũng từ lâu và đã qua nhiều lần điều trị và dường như chỉ có Premarin và vật lý trị liệu mới bớt đau. Bà đã làm hysterectomy và có thể bác sĩ cũng cắt bỏ luôn buồng trứng. Bây giờ, ngoài tác dụng phụ thường thấy còn rủi ro ung thư vú và stroke.

Với tuổi 68, rủi ro bị ung thư vú cũng không cao lắm và nếu có thì cũng mươi năm nữa, khi mà bà ở tuổi trên dưới 80.

Bà bị cao huyết áp và đây là rủi ro có thể đưa tới stroke nhiều hơn. Nếu bà giữ được huyết áp ở mức độ bình thường thì rủi ro của stroke có thể tránh được.

Bác sĩ gyneco cho bà dùng lại Premarin với liều lượng nhỏ mà bà thấy bớt đau thì đó cũng là giải pháp chấp nhận được. Vì như bà nói, chỉ Premarin mới giúp bà giảm đau. Vậy thì tôi nghĩ là bà cứ tiếp tục với liều nhỏ như vậy rồi để ý nếu có dấu hiệu khó khăn nào xảy ra thì cho bác sĩ hay rồi tìm cách đối phó.

Tôi cũng e ngại như bà nói, tuổi đã cao, xương sống đã bị bệnh lao mal de Pott bây giờ lại còn bị thoái hóa mà mổ bắt ốc thì cũng hơi phiền phức mà kết quả không biết sẽ ra sao.

Bà thử hỏi lại bác sĩ coi: mục đích mổ để làm gì? Bắt vít liệu có bớt đau không? Thành công bao nhiêu phần trăm? Risques của mổ là những gì? Hỏi để biết mà thôi.
Chúc bà mọi sự bình an.

HUYẾT ÁP

Hỏi

Kính thưa Bác Sĩ Nguyễn Ý Đức,

Về vấn đề cao máu thì trong máy có ba số: Systolic - Diastolic - Pulse. Về số thứ nhất systolic thì ai cũng biết, nhưng vấn đề số thứ hai là diastolic là gì? Và nếu nó luôn luôn cao hơn số được chấp nhận thì làm cách nào để nó có thể ở mức chấp nhận; và về tim đập nhanh 90 hoặc hơn thì làm gì để nó hạ xuống nhanh.

Đáp

Chào ông,
Thắc mắc của ông về các con số trên dụng cụ đo huyết áp cũng là thắc mắc của nhiều người, nhất là với những ai đang bị bệnh cao huyết áp.

Xin trả lời chung để độc giả tuần báo Trẻ cùng đọc.

Huyết áp được đo bằng một dụng cụ gọi là Huyết Áp Kế hoặc giản dị hơn, máy đo huyết áp.
Huyết áp là sức ép của máu vào lòng động mạch mỗi khi trái tim bóp vào để đẩy máu ra động mạch đi nuôi cơ thể.

Huyết áp có 2 con số:

- Huyết áp systolic hoặc tâm thu

là khi tim co lại đẩy máu ra động mạch.

- Huyết áp diastolic hoặc tâm trương là khi cơ tim dãn ra để nhận máu vào tim.

Số huyết áp trung bình là dưới 120/80 mmHg.

Huyết áp systolic từ 129 tới 139 là tiền cao huyết áp; trên 140 là cao huyết áp.

Huyết áp diastolic 80-89 là tiền cao huyết áp mà từ 90 trở lên là cao huyết áp.

Trước khi đo huyết áp, nên ngồi nghỉ mươi phút, không hút thuốc, không uống cà phê, không vận động, thư giãn tâm trí. Ngồi ngay ngắn trên ghế, hai bàn chân đặt xuống sàn nhà, cánh tay dựa trên mặt bàn, ngang tầm trái tim. Nhớ ghi con số huyết áp khi đo để nhớ và nếu cần thay đổi liều lượng thuốc trị cao huyết áp. Ngoài ra một số dụng cụ đo huyết áp cũng cho kết quả nhịp tim gọi là Pulse.

Như vậy nếu một trong hai số ghi huyết áp ở mức cao hơn mức trung bình là được coi như là có bệnh cao huyết áp. Hai con số này quan trọng như nhau.

Và khi điều trị thì ta phải mang cả hai con số này trở lại mức trung bình.

Nhịp Tim:

- Trung bình từ 60 tới 80 hoặc 100 nhịp/ phút.

- Nếu nhịp trên 100 hoặc dưới 60/phút mà kèm theo khó thở, hụt hơi, chóng mặt, muốn xỉu thì nên đi khám coi xem có bệnh gì không. Nhịp tim thay đổi tùy theo sức khỏe, sự hoạt động, nhịp động xung quanh, xúc động, cơ thể lớn nhỏ, thuốc đang dùng.

- Các lực sĩ thể tháo gia thường có nhịp tim thấp như là khoảng 40 nhịp/ phút là nhờ vận động, trái tim họ ở tình trạng tốt, co bóp mạnh để đẩy máu ra ngoài.

Về trường hợp của ông, nhịp tim của ông là 90 mà nhịp đều thì cũng không sao. Nếu thấy có dấu hiệu như khó thở, hồi hộp thì nên đi bác sĩ tìm hiểu nguyên nhân rồi điều trị.

TIỂU ĐƯỜNG - TRẦM CẢM

Hỏi

Con năm nay 38 tuổi.

Lúc mới qua Mỹ, 16-17 năm trước, con có nhiều lo lắng, hay thức khuya vì nhịn đói vì vừa học vừa làm, vừa lo cơm nước gia đình và có một con nhỏ nên ít có thời gian chăm sóc bản thân.

Mỗi khi làm việc quá sức thì bị đau tức ngực trái, và vai trái. Lâu dần cánh tay trái cũng đau. Cách đây 5 năm đi khám thì bác sĩ gia đình nói tim không có vấn đề gì cả.

Nhưng lượng đường trong máu rất cao, và cao như vậy đã khá lâu. Lúc đó con bắt đầu đi tập thể dục nhưng đường không xuống. Bây giờ bác sĩ cho uống thuốc tiểu đường type 2. Phía bên trái vẫn đau, thường xuyên hơn, nhất là lúc tức giận. Có lúc cổ và hàm trái cũng đau. Đi chụp MRI thì xương cổ vẫn bình thường. Đôi khi cảm thấy chóng mặt, mơ màng, thiếu tập trung. Tinh thần bất ổn, buồn chán hay lo lắng thái quá, tay chân run rẩy và hay bị đỏ mặt nếu nói chuyện trước đám đông. Bác sĩ cho con uống thuốc chống trầm cảm (zoloft) và multiple vitamin + vitamin D. Mỗi ngày con còn uống 1 viên thuốc chống dị ứng allergy nữa vì hay bị nhảy mũi và ngứa ngáy.

Thỉnh thoảng con uống Tylenol chống đau nhức.

Con uống nhiều thứ cùng lúc như vậy có tốt không? Các loại thuốc này uống gần giờ với nhau có sao không ạ? Sau khi uống được vài tuần thì con thấy khỏe hơn chút. Nhưng bên trái vẫn còn đau. Đi châm cứu hay mát-xa thì bớt đau, nhưng tuần sau lại đau lại. Con tập thể dục mỗi ngày khoảng 45 phút, thường đi bộ, có ra mồ hôi.

Xin bác sĩ cho con biết bịnh con có thể chữa hết không và cách nào có hiệu quả nhất.

Đáp
Chào bạn,
Tôi rất thông cảm với hoàn cảnh bận rộn khó khăn của bạn khi mới định cư tại Hoa Kỳ, nơi mà từ văn hóa tới phong tục tập quán đều khác biệt với người mình. Một mình vừa đi làm vừa phải nuôi con cộng thêm cơm nước gia đình. Do đó bạn không có đủ thì giờ để chăm sóc cho bản thân, nhưng cũng may là bạn đã thích ứng được với hoàn cảnh, là điều đáng khen ngợi.

Về các vấn đề sức khỏe của bạn, tôi thấy rất may mắn là các xét nghiệm về tim và MRI xương cổ đều bình thường là mừng rồi.

Qua thư, tôi thấy bạn có hai vấn đề cần điều trị: Tiểu đường và trầm cảm căng thẳng tinh thần.

Bạn đang uống thuốc để chữa bệnh tiểu đường do bác sĩ hướng dẫn thì tôi đề nghị là bạn tiếp tục uống thuốc mà bác sĩ cho, và nhớ uống theo đúng chỉ dẫn của bác sĩ. Cũng nên đo đường huyết ở nhà để coi xem đường cao thấp như thế nào, có cần tăng hoặc giảm thuốc hay không.

Về ăn uống trong bệnh tiểu đường thì điều cần là giới hạn dùng đường tinh chế, tức là loại đường trắng mà ta vẫn dùng để uống cà phê hoặc nấu chè, vì các đường này làm đường huyết lên cao. Về cơm gạo cũng nên bớt xuống một chút, chẳng hạn trước đây ăn 3 chén cơm thì rút xuống còn 2 chén, rồi tăng cường chút thịt cá và các loại rau. Bạn cũng có thể ăn gạo lức có nhiều chất xơ và cám, giúp duy trì đường huyết ổn định một phần nào.

Làm việc nhiều cũng nên dành một thời gian nhỏ để vận động cơ thể, giúp hạ đường huyết. Cố gắng giữ đường huyết ở mức gần với trung bình, kẻo mà nếu lên quá cao sẽ có các biến chứng cho thận, tim, mắt...

Vấn đề thứ hai của bạn tôi nghĩ là stress rồi trầm cảm lo lắng. Zoloft là thuốc chống trầm cảm rất tốt. Thường thường sau khi uống khoảng vài ba tuần ta đã thấy hiệu quả: ngủ dễ dàng hơn, bớt lo âu buồn phiền và cũng giúp ăn ngon hơn. Tuy nhiên thuốc cũng có một số tác dụng phụ như khô miệng, nhức đầu, chóng mặt, ăn mất ngon...

Các thuốc nên uống cách xa nhau khoảng nửa giờ để tránh tác dụng qua lại giữa các thuốc.

Thuốc dị ứng nên uống vào buổi tối để ban ngày khỏi bị ngây ngất, buồn ngủ và vì dị ứng thời tiết thường cao hơn vào buổi sáng.

Nên sắp đặt lại công việc có giờ giấc thứ tự để có thể ngủ nghỉ ăn uống đầy đủ cũng như giải trí lành mạnh với gia đình.

Chúc bạn và gia đình nhiều niềm vui hạnh phúc.

MỠ TRONG MÁU

Hỏi

Mấy hôm nay lễ, phần vì ăn nhiều ở đám cưới hội hè, phần ở nhà tiệc tùng linh đình tôi cũng ăn hơi nhiều thịt heo thịt bò, bây giờ thì thấy lên cân. Nhưng tôi ngại nhất là chất béo, chắc là nó cũng tăng theo. Thường thường chất mỡ trong máu của tôi là 240, bác sĩ nói ăn kiêng. Bác sĩ nghĩ là tôi có cần đi thử mỡ trong máu không. Và cao bao nhiêu mới phải uống thuốc hạ, và có cách nào để giảm mỡ trong máu?

Đáp
Chào ông Nuôi,
Chẳng phải là chỉ có mình ông e ngại về chuyện cao mỡ trong

máu mà cũng có nhiều vị khác e ngại đấy. Vì trong những dịp lễ hội thì ta có nhiều cơ hội "liên hoan" ăn uống linh đình, mà món ăn ngon thường lại là nhiều thịt nhiều mỡ, rồi lại còn đám cưới mỗi tuần mà món ăn cũng vẫn thịt bò thịt gà thì lên cân là điều khó tránh. Cho nên ông e ngại cũng phải, nhất là cholesterol của ông cũng ở mức "báo động" rồi đấy.

Trước khi góp ý kiến với việc ông hỏi, có lẽ tôi cũng muốn nhắc lại với ông cũng như độc giả tuần báo Trẻ mấy hiểu biết căn bản về chất béo, để mình dễ bề sắp đặt bữa ăn.

Chất béo mà tiếng Anh gọi là Lipid là một trong ba loại thực phẩm căn bản của loài người. Đó là chất đạm (protein), chất béo (lipid) và chất carbohydrate tinh bột.

Chất béo có trong các loại thực phẩm có nguồn gốc động vật như heo, bò, gà vịt, cá... và cũng có trong các loại rau và trái cây. Ngoài ra cũng còn chất cholesterol là một loại sáp giống chất béo lưu hành trong máu và cũng cần để tạo ra sinh tố D, kích thích tố sinh dục, tạo ra muối mật để tiêu hóa chất lipid cũng như là thành phần cấu tạo màng tế bào và vỏ bọc dây thần kinh.

Có tới 85% cholesterol trong máu là do gan sản xuất, phần còn lại đến từ thực phẩm mà ta dùng, như thịt gà thịt bò, thịt cừu, lòng đỏ của trứng...Thực phẩm thực vật không có cholesterol nhưng vẫn có chất béo.

Vì gan đã tạo ra khá nhiều cholesterol cho nên đúng ra chúng ta cũng không cần ăn thêm. Tuy nhiên thực phẩm có cholesterol lại rất hấp dẫn, hương vị ngon cho nên con người không cầm lòng cho đặng, đành phải ăn nhiều. Cholesterol rất cần cho cơ thể, nhưng nếu nhiều quá thì lại gây ra một số bệnh như tắc nghẽn động mạch, đưa đến giảm lưu thông của máu và gây ra bệnh tim mạch.

Cholesterol lý tưởng trong máu là dưới 200 mg/dl. Ngoài ra còn 2 loại cholesterol khác ở trong máu mà ta cần lưu ý là LDL và HDL. HDL được coi như loại tốt vì nó đưa cholesterol trong máu vào gan rồi thải ra ngoài. Trung bình là 160mg/dl và HDL càng cao càng tốt.

Còn LDL được coi là xấu vì nó chuyển cholesterol vào tế bào, kể cả tế bào động mạch. LDL càng thấp càng tốt, trung bình là dưới 50mg/dl.

Cholesterol của ông là 240mg/dl kể cũng cần lưu ý và kiếm cách hạ rồi đấy, vì nếu nó tiếp tục lên cao thì e rằng sẽ ảnh hưởng tới hệ tim mạch.

Sau đây là một số điều có thể làm để giảm chất béo cũng như cholesterol:

- Giảm thiểu thực phẩm có nhiều cholesterol như lòng đỏ trứng, gan. Lòng trắng trứng và thực phẩm từ thực vật không có cholesterol. Một lòng đỏ trứng có tới 250mg cholesterol

- Ăn nhiều rau, trái cây, hạt ngũ cốc.

- Tránh dầu dừa, dầu hạt cọ (palm), vì có nhiều béo bão hòa. Dầu này thường có trong kẹo chocolate, bánh bích quy.

- Dùng dầu ngô bắp, safflower, dầu olive, dầu canola, trái bơ avocado, vừng, dầu đậu phộng, vài loại cá vì chúng có tác dụng làm hạ cholesterol.

- Giảm trans fatty acid như margarine thỏi vì tác dụng làm gia tăng cholesterol trong máu. Margarine mềm ít hại hơn.

- Tiêu thụ nhiều omega 3 fatty acid, có nhiều trong cá thu (mackerel), cá chình (american eel), cá ngừ (tuna), cá trích (atlantic herring), cá sardines, cá hồi (trout)

- Tăng lượng chất xơ và tinh bột có trong ngũ cốc, rau trái, mì ống mì sợi vì các chất này có rất ít béo bão hòa, cholesterol và cho ít năng lượng.

- Giữ sức nặng cơ thể ở mức trung bình, tránh bị mập phì nhất là ở vùng bụng.

- Tập luyện cơ thể đều đặn để làm tăng chất béo tốt HDL, làm giảm mỡ xấu LDL, giảm ký, hạ huyết áp cao. Với tập luyện cơ thể đều đặn và giảm tiêu thụ chất béo, ta có thể làm hạ cholesterol trong máu xuống tới 15%.

Ngoài ra ông có thể tiêu thụ nhiều hơn các phó sản của đậu nành có ít cholesterol lại nhiều đạm thực vật dễ tiêu; tăng các antioxidant như sinh tố E, C, Beta Carotene vì tác dụng tốt trong sự chuyển hóa Cholesterol.

Tôi nghĩ ông cũng nên thử máu lại coi xem cholesterol và 2 chất HDL và LDL cao thấp như thế nào. Nếu cholesterol tiếp tục cao trên 240 mg thì có lẽ cũng nên uống các loại thuốc để hạ thấp nó xuống.

VIÊM GAN B

Hỏi

Tôi năm nay đã 60 rồi, năm ngoái đi khám sức khỏe tổng quát và biết rằng mình bị giảm mỡ trong máu. Bác sĩ gia đình nói rằng hiện nay không cần chữa trị gì chỉ cần ăn uống cẩn thận, kiêng cữ rượu chè. Và không cho bất cứ thứ thuốc gì để trị bệnh hay ngừa bệnh phát triển; chờ tới khi nào thấy triệu chứng thay đổi hay nặng hơn thì mới có thuốc chữa trị. Hiện tại tôi vẫn khỏe mạnh, không có một chứng bệnh gì khác ngoài Hepatic B, chỉ thỉnh thoảng bị mất ngủ.

Muốn hỏi BS tôi phải làm gì trong lúc này, có nên đổi BS khác không. Mong BS hướng dẫn cho cách tốt nhất.
- Jean Tu-An Nguyen (Houston)

Đáp
Thưa Ông, vì không có kết quả thử nghiệm máu của ông về viêm gan B, cho nên tôi xin góp với ông vài ý kiến.

Bác sĩ nói ông bị viêm gan B mà không chữa trị gì, thì tôi đoán là trước đây ông đã bị bệnh này. Bây giờ bệnh ở trong tình trạng kinh niên, virus không hoạt động và các chức năng của gan vẫn bình thường.

Xin nhắc lại là một người mới bị viêm gan B thì họ ở trong giai đoạn cấp tính và bệnh có thể trầm trọng hoặc không có triệu chứng gì. Đa số người trưởng thành khỏe mạnh có thể tự lành

và loại bỏ virus mà không cần điều trị. Cho nên trong giai đoạn này, việc điều trị chỉ có tính cách hỗ trợ.

Nếu virus còn lại trong máu sau hơn sáu tháng thì bệnh chuyển sang giai đoạn kinh niên. Việc điều trị tùy theo số lượng virus nhiều hay ít, hoạt động hay không và cũng tùy theo tình trạng chức năng của gan. Bác sĩ sẽ làm nhiều xét nghiệm trước khi đưa ra phương thức điều trị. Những người này cũng có thể đã tạo ra được những chất gọi là kháng thể để chống lại sự xâm nhập của virus B trong tương lai.

Ông hiện nay vẫn khỏe mạnh, không bệnh gì thì xin ông cứ an tâm nghe theo ý kiến của bác sĩ đang điều trị, giữ hẹn tái khám và giảm thiểu những chất có thể gây hại cho gan như rượu, giới hạn tiêu thụ chất béo.

Nếu có thể, xin ông gửi cho tôi các kết quả xét nghiệm liên quan tới bệnh trạng của ông, tôi sẽ góp ý chi tiết hơn.

CANKER SORE

Hỏi
Tôi thường bị canker sore hầu như mỗi tuần, nhất là sau khi uống hơi nhiều thuốc bổ hoặc

Energy Drink trong ngày. Vậy có cách nào để ngừa được bịnh này và nguyên nhân gây ra canker sore? Hoặc nếu như phải cần Energy để làm việc thì tôi nên uống loại thuốc bổ nào? Năm nay tôi đã ngoài 60 tuổi.
- *Đào Mar Hồ*

Đáp
Chào ông Đào,
Mắc cái bệnh loét miệng canker sore này thì rất là bực mình, vì mình sẽ bị đau ở trong miệng và kinh khủng nhất là khi ăn uống hoặc nói chuyện. Cho tới nay, chưa biết rõ nguyên nhân gây ra canker sore, nhưng có một số yếu tố được diễn tả như là khi niêm mạc trong miệng bị tổn thương; khi ăn những thực phẩm có tính chất kích thích như thực phẩm chua chanh, cam, quýt, dứa, dâu...; hoặc khi răng giả, niềng răng va chạm vào miệng. Một số bệnh cũng có thể gây ra canker sore như là suy yếu hệ miễn dịch, rối loạn dinh dưỡng thiếu sinh tố B12, chất kẽm hoặc sắt hoặc trong một số bệnh của đường ruột.

Canker sore có thể thấy ở trong miệng, trên lưỡi, vòm miệng hoặc mặt trong hai bên má. Vết loét này rất đau, rát, hình tròn, có màu trắng hoặc xám, viền đỏ. Đôi khi người bệnh có nóng sốt, nổi hạch ở cổ, trong người thấy mệt mỏi. May mắn là sau vài ngày thì bớt đau và sau vài tuần lễ thì loét lành. Nếu đau quá, bác sĩ có thể cho thuốc súc miệng có thuốc kháng sinh, kem thoa có chất steroid và thuốc giảm đau như Advil, Tylenol...

Canker sore hay tái phát và ta có thể giảm rủi ro tái phát bằng cách tránh những thức ăn kích thích miệng như đồ chua, cay, cà phê đặc, rượu mạnh; đánh răng sau khi ăn với bàn chải mềm và dùng sợi chỉ dental cà khe răng để giữ vệ sinh răng miệng. Nếu vết loét quá lớn và rất đau, nên đi khám bệnh để được điều trị kỹ càng hơn.

Trong trường hợp của ông thì tôi nghĩ Energy drink có thể có nhiều chất kích thích hoặc trong thuốc bổ ông đang dùng có nhiều vitamin C. Và như ông nói khi ngưng các chất này thì canker sore không xảy ra. Vậy thì ông nên tránh. Để có sức khỏe làm việc, ông coi lại việc ăn uống cho đầy đủ chất dinh dưỡng để khỏi phải uống thêm thuốc bổ; chia thì giờ làm việc, ngủ nghỉ để bớt mệt và vận động cơ thể đều đặn.

À, mà cũng nhắc để ông và độc giả hay rằng: ngoài canker sore còn một loại loét tương tự gọi là cold sore. Cold sore là do virus gây ra và thường thấy ở trên môi, ngoài miệng và rất hay lây.

Bệnh cần được điều trị với thuốc kháng virus riêng.

Năm nay đã sáu bó rồi mà ông vẫn còn làm việc hăng say thì chắc là sức khỏe của ông rất tốt và trí óc còn minh mẫn. Xin chúc mừng ông.

LAO VÚ

Hỏi

Tôi có một em gái còn ở Việt Nam. Cô ấy đã khám vú và phát hiện ra là bị một cái cục bướu nhỏ ở bên phải vú. Sau khi xét nghiệm thì được bác sĩ ở VN cho biết là cô em của tôi bị Lao Vú chứ không phải ung thư. Và họ cho biết bệnh này mới phát hiện ở VN năm 2007 và đã có 500 ca mổ. Hiện nay cô em tôi được bác sĩ cho uống thuốc giống như bị bịnh lao vậy đó. Tôi chưa nghe qua bịnh này và mong được giải thích.
- J.N

Đáp
Thưa ông,
Bệnh Lao Vú là một bệnh rất hiếm, kể cả ở các quốc gia mà bệnh Lao xuất hiện nhiều, như ở Việt Nam mình.

Xin nhắc lại, Lao là một bệnh nhiễm do một loại vi khuẩn có tên là Mycobacterium tuberculosis, còn gọi là vi trùng Koch, gây ra.

Koch là tên vị bác sĩ người Pháp đã tìm ra vi trùng này. Vi trùng Koch có thể gây bệnh lao ở nhiều bộ phận trong cơ thể như lao xương, lao phổi, lao thận, lao hạch... nhưng ở vú thì rất hiếm.

Lao vú thường thấy ở nữ giới nhiều hơn ở nam giới, nhất là khi các bà các cô còn ở trong tuổi có khả năng có thai, sinh đẻ, đang cho con bú sữa mẹ hoặc ở người mắc bệnh HIV/AIS hoặc liên tục bị thương tích ở vú.

Vi khuẩn lao xâm nhập vú qua vết thương trên núm vú hoặc qua máu.

Lao vú có thể là một cục lớn nằm ở góc trên, phía bên ngoài của vú hoặc nhiều cục nhỏ xuất hiện khắp vú. Cũng có trường hợp là những mô mềm nhão rải rác trong vú.

Để xác định bệnh, có thể tìm vi khuẩn trong dịch tiết ở núm vú, xét nghiệm tế bào vú và siêu âm, chụp hình X-quang.

Về điều trị thì dùng các loại thuốc trị bệnh lao như Isoniazid, Rifampin, Ethambutol khoảng 6 tháng.

Giải phẫu như cắt bỏ nhũ hoa cũng được áp dụng nếu kháng sinh không công hiệu.

Nếu cần gì thêm về bệnh Lao Vú, xin ông cứ cho biết. Tôi xin giải đáp thỏa đáng. Chúc ông vui mạnh.

PENIS PUMP

Hỏi

Thưa Bác sĩ,

Loại kem nhờn KY Jelly và máy tự máu mà Bác sĩ đã chỉ dẫn trong một bài báo về "Tình dục cho người lớn tuổi". Xin cho biết loại máy và kem này mua ở đâu?

- Lâm

Đáp

Chào ông Lâm,

Cái máy mà tôi nói gọi là penis pump. Máy gồm có một ống bằng plastic chụp vừa dương vật; một bơm tay hoặc bơm bằng battery gắn vào ống, một vòng đàn hồi quấn phía dưới dương vật. Khi bơm thì máy tự máu vào dương vật khoảng trên dưới mươi phút đủ để giao hợp thỏa đáng.

Ông nên nói chuyện với bác sĩ để hỏi kỹ càng hơn về pump này, vì có nhiều loại khác nhau với cách dùng riêng. Bác sĩ cũng khám sức khỏe coi xem loại pump nào vừa với kích thước và có hữu hiệu với ông.

Khi mua rồi, ông nên đọc kỹ hướng dẫn cách dùng rồi thực tập mấy lần trước khi ra quân. Nên mua ở một địa chỉ bán dụng cụ y khoa đáng tin cậy, vì online bán nhiều loại dỏm lắm.

Theo các nhà chuyên môn, pump có một số lợi điểm là công hiệu, ít tác dụng phụ như khi dùng thuốc, chỉ trả tiền mua máy một lần rồi sau đó dùng free. Và có thể dùng chung với các phương thức làm cương cứng dương vật khác. Ngoài ra trong một số trường hợp, pump có thể giúp phục hồi khả năng cương dương sau giải phẫu nhiếp tuyến hoặc khi tiếp nhận hóa xạ trị chữa ung thư tuyến này. Nhưng xin nhớ là pump không chữa được rối loạn cương dương mà chỉ giúp cơ quan sinh dục cương cứng một thời gian ngắn để thỏa mãn giao hợp. Đồng thời cũng nhớ rằng pump không làm dương cụ to một cách vĩnh viễn, như một vài quảng cáo. Nó chỉ cương mấy phút khi máu được sợi dây đàn hồi ở cuối dương vật giữ máu lại, rồi sau đó "cu ta" lại mềm sèo trở lại. Pump có thể đưa đến vài bất thường nhỏ nhặt như dương cụ không cứng đều toàn bộ hoặc bị bầm, đau tê, đôi khi phải dùng tay hỗ trợ và sự hợp tác của đối tượng.

Tóm lại ông nên hỏi ý kiến bác sĩ gia đình trước khi mua dùng.

Còn loại kem nhờn KY Jelly có

nhiều loại: giúp sự giao hợp trơn tru vì nhiều khi người nữ "cạn dầu bôi trơn" khiến cho cảm thấy đau rát khi giao hợp. Loại có hương vị gợi tình đặc biệt để thoa lên phần cơ thể mà đôi bên muốn hít hà thưởng thức. Ông có thể mua ở pharmacy hoặc on line.

THẦN KINH TỌA

Hỏi

Khoảng hai năm trước tôi bị đau mông trái, Bác sĩ gia đình có cho tôi đi chụp X-ray nhưng không có kết quả gì. Nhưng khoảng 3 tháng nay tôi lại đau dữ dội trở lại nhiều nhất là nửa đêm hay buổi sáng thức dậy. Có khi nửa đêm tôi cảm thấy như bị liệt không thể trở mình để ngồi dậy, còn buổi sáng thức dậy thì đi từng bước đau vô cùng. Tôi là phụ nữ đã trên 60 tuổi. Tôi có phải đau thần kinh tọa không và tôi phải làm gì?

Đáp
Chào bà,
Đau ở hông như bà kể do nhiều nguyên nhân gây ra, nhất là khi dây thần kinh tọa bị kích thích tổn thương. Vì không khám bệnh và cũng không có hồ sơ bệnh của bà như là kết quả x-quang, nên tôi góp ý theo câu hỏi của bà.

Thần kinh tọa tiếng Anh gọi là sciatic nerve. Đây là một dây thần kinh khá lớn, xuất phát từ cột sống lưng chạy theo mông xuống mặt sau của chân.

Thần kinh tọa đau khi nó bị một gai cột sống hoặc đĩa đệm cột sống lòi ra và đè vào nó, gây ra viêm, đau, tê ở chân.

Trong nhiều trường hợp, bệnh kéo dài vài tuần rồi hết, nhưng cũng có thể lâu hơn.

Bệnh có thể chữa được bằng thuốc chống đau, vật lý trị liệu, chích thuốc steroid vào cột sống và nếu không khỏi có khi phải giải phẫu cắt bỏ gai cột sống hoặc đĩa đệm lòi ra.

Bà nên đi bác sĩ chuyên về xương khớp để được xác định bệnh rồi điều trị. Nếu không điều trị, dây thần kinh tọa có thể bị tổn thương đưa tới mất cảm giác và tê đau dưới chân, cũng như có khó khăn trong việc đại tiểu tiện.

DÙNG NHIỀU VITAMINS

Hỏi

Tôi tên Trần Thị Thanh, 54 tuổi. Vào Tháng 3 năm 2012 tôi có đi xét nghiệm máu với cholesterol: 220, huyết áp: 11/7 và 12/8. Bác sĩ người Mỹ khuyên nên kiêng ăn seafood và thức ăn chiên. Hiện nay tôi đang uống mỗi ngày:

- 3 viên Omega 3 loại 1000mg.
- 1 viên Colagen (đã uống cho tới hiện giờ gần 7 tháng).
- 1 viên Calcium Citiacal + D3 (đã uống đến giờ gần 3 năm).
- 1 viên Vitamin D3 2000 (đã uống được một năm).
- 1 viên Vitamin E 400 đã uống được 12 năm (có ngưng khoảng 2 năm ở giữa chu kỳ).
- 1 viên Biotin 500 mcg (đã uống 2 tháng).
- 1 viên Mutilvitamin đã uống cho tới bây giờ được 5 năm (có ngưng ở giữa chu kỳ khoảng 2 năm).
- 1 viên sữa Ong chúa (khoảng hơn 1 tháng nay)

Xin hỏi tôi uống những loại thuốc đã nêu trên có hại cho bao tử và gan không? Có nguồn tin cho rằng uống Vitamin E lâu ngày sẽ bị ung thư phổi? Xin Bác sĩ hướng dẫn loại Calcium uống dài hạn không bị sỏi thận. Mỗi buổi tối trước khi đi ngủ tôi có uống một ly sữa skim milk thì có hại gan, bao tử và tăng Cholesterol không?
- Thanh Trần

Đáp
Thưa bà,
Tôi xin trả lời 4 câu hỏi của bà:

1. Thuốc cũng như thực phẩm tiêu thụ đều phải qua gan và bao tử để được biến hóa thành các chất mà cơ thể có dùng được.

Nếu dùng nhiều quá, sẽ khiến cho các bộ phận này phải làm việc quá mức và đưa tới rối loạn các chức năng của chúng.

2. Uống nhiều vit E lâu ngày có gây ra ung thư phổi không?

Xin thưa rằng có một số nghiên cứu cho hay uống 400 mg Vit mỗi ngày trong thời gian 10 năm có thể tăng rủi ro ung thư phổi tới 28%, nhất là ở người hút thuốc lá.

3. Uống dài hạn loại calcium nào không gây ra sạn thận?

Các nghiên cứu cho hay, uống thêm calcium đều tăng rủi ro bị sạn thận nhiều hơn là khi ăn các thực phẩm có calcium. Vì thế họ khuyên là nên tiêu thụ các thức ăn có nhiều calcium, như trong sữa, cá mòi... Đôi khi có thể giảm rủi ro sạn thận khi uống thêm calcium bằng cách uống khi ăn, calcium sẽ bám với một vài loại thực phẩm và được hấp thụ nhiều hơn là loại ra ngoài theo nước tiểu.

4. Uống skim milk rất tốt vì có calcium lại ít chất béo, không tăng cholesterol và không gây tổn thương cho gan.

Có điều tôi muốn thưa với bà là nếu tôi là bà thì tôi không uống nhiều vitamin và khoáng chất như vậy. Trong viên multivitamin thường là đã có đầy đủ các loại vitamin, cho nên liệu có cần uống thêm vit E, biotin không nhỉ?

TESTOSTERONE

Hỏi

Thưa bác sĩ,

Từ hơn một năm nay, tôi vẫn nhờ người quen ở bên nhà gửi sang cho hormone testosterone để chích, vì tôi cảm thấy sinh lý của tôi kém. Mới đây, tôi có nói chuyện với một ông y tá, ông ấy bảo coi chừng nếu dùng nhiều quá thì có thể bị teo chim đấy. Tôi hơi e ngại. Bác sĩ làm ơn cho biết có đúng như vậy không nhé.

- Peter Trần.

Đáp

Chào ông Peter,

Chuyện teo chim chắc là không có đâu, nhưng nếu dùng nhiều testosterone quá thì một bộ phận sinh dục khác quan trọng không kém dương vật là ngọc hành có thể teo.

Testosterone giúp duy trì khả năng ước muốn tình dục. Nếu đo testosterone trong máu mà thiếu thì bác sĩ có thể bổ sung bằng cách cho dùng testosterone. Nếu không thiếu, dùng testosterone thì ngọc hành là cơ quan tiết ra

chất này nó sẽ lầm bầm: "Thiếu gì testosteron ở ngoài kia rồi, việc gì ta phải mất công sản xuất". Thế là nó đóng cửa nhà máy, đi du lịch, lâu ngày không làm việc teo đi. Thành ra, tôi đề nghị với ông hãy đi bác sĩ để tìm hiểu tại sao sinh lý kém. Có nhiều nguyên nhân khác nhau gây ra yếu sinh lý mà nhiều khi là do tâm lý, và có thể điều chỉnh được. Nếu thử máu mà thiếu testosterone thì bác sĩ sẽ bổ sung, đúng với nhu cầu. Dùng quá nhiều testosterone sẽ gây ra các hậu quả trầm trọng như cao huyết áp, giảm tinh trùng, sưng vú, rối loạn chức năng của thận, gan, tiểu són, đái đêm...

Vài hàng góp ý. Chúc ông bình an.

NUỐT PENNY

Hỏi

Chào bác sĩ,

Cháu bé 3 tuổi của tôi nuốt một đồng penny. Tôi có cho bác sĩ gia đình hay và được khuyên là nên quan sát theo dõi cháu trong mấy ngày xem đồng xu có thoát ra ngoài. Và để ý coi có khó khăn rối loạn như khó thở, đau bụng. Mấy hôm nay cháu vẫn ăn uống và chạy chơi như thường. Liệu tôi có cần làm gì khác không?

- Linh Trần Monique

Đáp

Chào cô,

Nếu cô chắc chắn rằng cháu bé nuốt đồng penny và vẫn còn ở trong người thì penny đó cần được lấy ra. Vì nếu nó tắc ở chỗ nối tiếp giữa thực quản với dạ dày thì có thể gây tổn thương nơi đây. Penny lại là kim loại cho nên dễ ăn da.

Trẻ em nuốt đồng tiền như vậy cần được đưa đi bác sĩ ngay. Bác sĩ sẽ chụp tấm X-ray để coi vị trí của đồng tiền rồi lấy ra bằng nhiều cách, như là nội soi gắp ra nếu còn ở bao tử.

UNG THƯ PHỔI

Hỏi

Kính thưa Bác sĩ,
Nhà tôi năm nay 81 tuổi bị bịnh emphysema đã hơn 5 năm nay (hút thuốc trên 50 năm và đã nghỉ hút từ khi bị bệnh) và đang sử dụng oxy tại nhà. Mỗi ngày anh xịt thuốc Advair, Ventolin và Spiriva.

Cách đây hơn 2 năm anh ấy bị psoriasis rất nặng từ đầu đến gót chân (bác sĩ chuyên khoa gọi là crazy psoriasis) và trị liệu bằng prednisone liều rất cao. Hậu quả là sau khi hết bệnh psoriasis anh ấy bị nứt 3 đốt xương sống, nằm một chỗ và di chuyển khó khăn. Bây giờ đã đi đứng bình thường,

đi chậm phải chống gậy và đang chích Fortel mỗi ngày.

Nhưng bệnh anh ấy không dừng lại đây. Tháng vừa rồi Bác sĩ chuyên khoa về phổi gọi lên cho biết là anh ấy bị ung thư phổi. Mặc dầu dằn vặt và săn sóc anh ấy bao năm nay nhưng khi nghe tôi vẫn bị hụt hẫng. Xin Bác sĩ cho tôi một lời khuyên tôi phải làm gì và săn sóc như thế nào để kéo dài thêm sự sống. Vì Bác sĩ chuyên khoa có nói là không giải phẫu và trị liệu gì được cả (khối u rất nhỏ; một cái to 1 cm, và khối u thứ nhì to 1.5 cm. Xin cám ơn Bác sĩ.
- Minh Nguyễn

Đáp

Thưa bà,

Xin thông cảm với hoàn cảnh của bà đã và đang bận rộn chăm sóc tình trạng sức khỏe không được tốt lắm của ông nhà.

Với những bệnh như bà kể cộng thêm với tuổi tác của ông, thì tôi nghĩ bây giờ các điều trị đều tập trung vào tính cách hỗ trợ và giảm thiểu khó khăn của ông. Vì vết ung thư ở phổi rất nhỏ mà ông nhà lại lớn tuổi, và phổi yếu chắc là bs cũng ngần ngại áp dụng phương thức mạnh như cắt bỏ hoặc hóa xạ trị vì tác dụng phụ cũng như nhiều rủi ro khác.

Hy vọng là nó phát triển chậm và không gây trở ngại gì thêm.

Chắc là bà cứ tiếp tục chăm sóc như bà đang làm; kêu gọi thêm sự tiếp tay của con cháu. Và dành cho ông nhà mọi tình cảm trìu mến, cầu nguyện cho ông. Ông nhà chắc là có bảo hiểm Medicare/Medicaid. Bà có thể xin người về chăm sóc sức khỏe cho ông nhà mỗi ngày dăm ba giờ, cũng đỡ vất vả cho bà một phần nào.

Về dinh dưỡng, ông thích ăn thứ gì thì cứ để ông ăn nhưng ăn vừa phải. Bà cùng ông đi bộ chậm chạp trong nhà ngoài vườn để xương khớp hoạt động.

Nói chung hỗ trợ tinh thần là quan trọng đó, thưa bà. Nhưng bà cũng nên để ý giữ gìn sức khỏe của mình, tuổi chắc cũng cao, kẻo đau ốm lại thêm lo ngại.

VIÊM KHỚP

Hỏi

Năm nay tôi 66 tuổi và tôi đã chạy bộ từ gần 30 năm vừa qua. Tôi vẫn khỏe mạnh và xương khớp có vẻ OK, đôi khi hơi đau nơi đầu gối, kéo dài chỉ vài ngày là hết mà không cần uống thuốc. Vậy theo bác sĩ, tôi có nên tiếp tục chạy chục miles mỗi ngày không để duy trì sức khỏe không?

Cảm ơn bác sĩ.
- Phạm Paul (Garland)

Đáp

Thưa ông,
Theo các nhà chuyên môn về sức khỏe, ở tuổi cao như của ông mà tiếp tục chạy như vậy có lẽ là không nên, nhất là ông đã cảm thấy đầu gối bắt đầu thấm mệt, đau đau. Đó là dấu hiệu của sự thoái hóa của khớp. Để có sức khỏe, có lẽ ông nên đi bộ nhanh khoảng nửa giờ mỗi ngày, dăm ngày một tuần cũng đủ. Ông cũng nên đi bác sĩ khám, xin chụp X-quang hai bên đầu gối coi xem có gì bất thường, như là dấu hiệu của sự viêm hoặc hao mòn xương, sụn. Nếu có mà cứ tiếp tục chạy thì e rằng sự hư hao sẽ gia tăng, và một ngày nào đó chẳng may bị osteoarthritis viêm xương khớp, thì cũng nguy hiểm. Sợ nhất là sau này viêm tới mức độ không cử động cất nhắc đi lại được mà phải thay khớp thì rất ư là phiền toái. Và đừng quên dùng thêm calcium để xương không bị loãng rỗng.

Chúc ông tận hưởng tuổi già khỏe mạnh mà Thượng Đế dành cho.

MẤT NGỦ

Hỏi

Tôi năm nay 59t, ở Arlington. Tôi có bệnh tiểu đường, cao máu, cao mỡ nhưng không nặng. Ba loại thuốc này tôi uống cũng trên 10 năm.

10 năm về trước tôi làm ca ngày không bị mất ngủ, bảy năm sau chuyển về ca đêm để giữ con thì bị chứng bệnh mất ngủ khoảng 2 năm nay. Và hiện tại ngày lẫn đêm cũng không buồn ngủ, mỗi khi muốn ngủ tôi phải uống thuốc ngủ. Mỗi ngày có tập thể dục 30 phút bằng máy ở nhà.

Xin bác sĩ giúp đỡ và chỉ dẫn để tôi tìm lại giấc ngủ bình thường như trước đây. Xin thành thật cảm ơn bác sĩ.
- Richard Nguyen

Đáp

Chào ông,
Ông đổi sang ca đêm từ 7 năm mà chỉ mới bị mất ngủ từ 2 năm nay thì chắc là có một nguyên do nào đó mà ông cần tìm ra rồi loại trừ. Chẳng hạn như stress về tinh thần hoặc đi làm đêm về lại phải lo chăm sóc cho con, cho nên thời gian ngủ bị xáo trộn. Tôi đề nghị với ông là nên sắp xếp một lịch trình để ngủ mỗi khi đi làm về: ngủ và thức dậy vào giờ nhất định; phòng ngủ yên tịnh, rất ít ánh sáng; không uống cà phê hoặc rượu. Trước khi đi ngủ, uống một ly sữa ấm. Nếu cần thuốc ngủ thì cứ uống rồi giảm liều lượng dần dần. Trên đường lái xe về nhà sau khi hết ca đêm, mang kính râm để giảm ánh sáng, về nhà ta chui vào phòng ngủ ngay.

Chúc ông sớm lấy lại được giấc ngủ.

LƯỠI BỊ LỞ

Hỏi

Tôi tên Ngọc, kính xin bác sĩ vui lòng giúp đỡ & chữa trị căn bệnh của tôi như sau:

Nguyên tôi bị bệnh về lưỡi, cứ mỗi tuần đều bị lở lưỡi từ 1 cho đến 3 mụt khác nhau, đau nhức vô cùng. Bệnh này nó đã hành hạ tôi trên 6 năm, tôi đã đi bác sĩ gia đình để chữa trị thì ông ấy bảo rằng vì tôi quá mệt mỏi nên mới dẫn đến tình trạng này và do siêu vi trùng gây ra, nó chỉ làm đau nhức thôi chứ không gây hại gì hết.

Ông ấy đã cho tôi loại thuốc (Triamcinolone, dental paste usp 0.1%) cứ mỗi lần lở đau nhức thì xức vào kéo dài khoảng 1 tuần lễ thì hết, khoảng 2 ngày sau lại bị lở chỗ khác từ 2-3 mụt. Sức khỏe tôi hiện giờ rất tốt, tôi vẫn thường đi tập thể dục hoặc *chơi tennis, tôi chỉ bị lở lưỡi đau nhức thôi.*

Kính xin bác sĩ giúp đỡ bằng cách hướng dẫn cách chữa trị giùm tôi.

Đáp
Thưa ông,
Bác sĩ gia đình của ông đã chẩn đoán và điều trị đúng bệnh của ông đấy. Tôi chỉ xin góp thêm vài ý kiến như sau:

- Nếu hút thuốc lá thì ông nên ngưng vì khói và hóa chất của thuốc lá sẽ kích thích miệng khiến cho mụn lở tái diễn.

- Giảm căng thẳng trong đời sống.

- Giảm tổn thương cho miệng như không dùng bàn chải răng quá cứng, không ăn món ăn quá khô cứng, thực phẩm có chất chua như cà chua, nước chanh...

- Giữ gìn vệ sinh răng miệng, đi nha sĩ để cạo rửa răng ít nhất 2 lần mỗi năm;

- Ăn uống đầy đủ chất dinh dưỡng.

- Uống nhiều nước.

- Tránh ăn và uống quá nóng.

- Tránh thực phẩm gây ra dị ứng.

- Và duy trì vận động cơ thể, ngủ nghỉ đầy đủ, giữ tinh thần thoải mái trong cuộc sống.

Chúc ông nhiều sức khỏe.

HO

Hỏi
Cháu đọc báo thấy mục "trò chuyện với thầy thuốc" cháu có bệnh ho dị ứng đã hơn 6 năm. Năm 2003 cháu đi làm hãng ngửi mùi vải có hoá chất nên bị ho, có vài người làm chung bị ho nhưng uống thuốc rồi hết. Cháu uống thuốc tây, thuốc viên, thuốc sirô nước nhưng không hết (tusiicap/10mg), bác sĩ nói uống nhiều quá sẽ ảnh hưởng tới thận.

Cháu uống gần 1 năm nhưng bỏ thuốc thì ho lại, cháu sợ bị thận nên cháu không uống nữa. Có người chỉ uống thuốc dược thảo, dầu dừa nhưng vẫn không hết. Mỗi khi ho cuống họng bị ngứa, thở ra hít vào thì hết, nói chuyện lâu, ít uống nước, lạnh quá, ngửi mùi khét thức ăn đều bị ho, khi ho có đàm lỏng. Cháu bị mắc chứng dị ứng này, không biết có bị bệnh phổi không? Khi đi xin việc làm thấy cháu ho, họ sợ bệnh phổi.

Rất mong bác sĩ chỉ giùm cháu cách chữa dứt bệnh này.

Đáp

Chỉ với mấy chi tiết bệnh mà cháu nêu ra thì chả có bác sĩ nào có thể chỉ cho cháu cách chữa dứt bệnh của cháu.

Tôi đề nghị với cháu là nên đi bác sĩ chuyên về hô hấp dị ứng để được làm các xét nghiệm, chụp hình phổi rồi điều trị.
Các loại thuốc mà cháu đang dùng không chữa bệnh mà chỉ làm giảm thiểu các dấu hiệu của bệnh và khi dùng lâu lại gây ra nhiều hậu quả không tốt.
Ngoài ra, cháu cũng nên tập hít thở sâu để mang thêm dưỡng khí vào phổi. Nếu còn làm công việc liên quan tới vải nhuộm mẩu thì nên mang khẩu trang khi làm việc.

Cháu nên uống nhiều chất lỏng như nước lã, súp... để đàm loãng ra và dễ dàng loại khỏi cơ thể.

CAO MÁU - CAO MỠ

Hỏi

Tôi bị bịnh cao máu và cao mỡ, hiện đang uống thuốc mỗi ngày sau khi rời bệnh viện năm 2007. Nghe nói các thuốc trị hai loại bịnh kể trên sẽ làm hại lá gan. Điều này đúng không thưa Bác sĩ? Nếu có, tôi phải làm sao? Xin

Bác sĩ vui lòng cho tôi một lời chỉ dẫn.

Thành thật cám ơn và xin chúc Bác sĩ vui mạnh.
- Nguyên Phạm

Đáp

Thưa ông,
Bình thường, các dược phẩm mà ta dùng đều đi qua gan để được chuyển hóa và đưa tới các cơ quan cần đến chúng. Vì vậy, gan sẽ phải làm việc nhiều hơn. Tuy nhiên, nhà sản xuất dược phẩm họ cũng đã tiên liệu rủi ro này, cho nên họ mới đưa ra các hướng dẫn về cách dùng cũng như các dấu hiệu của tác dụng có hại. Nếu ta dùng đúng theo hướng dẫn thì cũng giảm được các rủi ro này.

Ngoài ra trong khi dùng thuốc, nên để ý theo dõi coi xem có phản ứng gì không thì cho bác sĩ hay để đổi thuốc. Trong nhiều trường hợp, bác sĩ cũng cho thử máu theo định kỳ để coi xem gan có bị ảnh hưởng gì hay không.

Ông nên tiếp tục dùng thuốc mà bác sĩ đã biên toa cho ông. Có gì bất thường, cho bác sĩ hay ngay.
Cũng nên tránh các chất có hại cho gan, như rượu các loại, quá nhiều chất béo, ăn thêm rau trái cây.
Chúc ông mọi sự bình an.

MẬT ONG

Hỏi

Cháu nghe bố mẹ cháu nói là mật ong chữa được nhiều bệnh lắm, không biết có đúng không. Xin bác sĩ chỉ dẫn cho cháu nhé. Cháu có cháu bé 3 tuổi hay bị ho, mẹ cháu bảo cho uống mật ong, có được không bác sĩ?

- Vân Anh

Đáp

Chào cô Vân Anh,

Câu hỏi của cô trùng hợp với một trường hợp mà một bà quen tôi nói, ho nhiều ngậm miếng cam ngâm trong mật ong là hết ngay. Tôi bèn thử thì thấy cũng có công hiệu, vì thấy đàm loãng hơn và bớt ho. Thế là tôi bèn tìm hiểu công dụng của mật ong. Và sau đây là những điều tôi thu lượm được.

Sách tham khảo The Edinburgh New Dispensatory xuất bản năm 1811 có ghi: "Từ xưa, mật ong đã được dùng như một loại thuốc rất tốt để làm long đờm, làm mềm dịu các mụn nhọt, để rửa các vết lở loét trên da".

Tại Úc Châu và Tân Tây Lan, mật ong được phép bán như một dược phẩm để trị bệnh.

Như vậy, ta thấy mật ong đã là một môn thuốc dân gian từ lâu đời.

Mật ong đã và đang được dùng để chữa bệnh theo kinh nghiệm dân gian hoặc các nhà nghiên cứu trong những trường hợp sau.

- Mật ong bồi bổ, tăng cường sinh lực, rất tốt cho người bị bệnh đang hồi phục. Uống mật ong trước khi vận động cơ thể khiến ta không cảm thấy mệt và tập luyện lâu hơn.

- Mật ong làm bớt căng thẳng, làm thư giãn thể xác và tâm hồn.

- Trước khi đi ngủ, uống mật ong khiến giấc ngủ ngon hơn. Theo một nghiên cứu của Viện Công Nghệ Massachusetts, chất ngọt của mật làm não tiết ra nhiều serotonin mà serotonin lại làm dịu hoạt động của não, khiến ta ngủ dễ dàng.

- Mật làm sự tiêu hóa được dễ dàng nhờ chất đường dễ tiêu glucose và fructose

- Mật ong làm giảm ho vì thông đàm, rất tốt cho người bị suyễn, viêm cuống phổi, ho gà.

- Mật có phấn hoa nên đã được dùng để làm cơ thể quen dần với phấn hoa, tránh dị ứng theo mùa, nhất là vào mùa Xuân. Đấy cũng là nguyên tắc được áp dụng để làm người dị ứng với phấn hoa trở nên quen đi bằng cách tiêm một lượng rất nhỏ phấn hoa vào cơ thể.

- Mật ong rất tốt để làm bớt đau cuống họng, làm sạch răng miệng, làm mau lành lở miệng, lở mép nhờ có chất hydrogene peroxide.

- Mật ong làm mau lành các vết thương ngoài da, có tính cách khử trùng và là hàng rào tốt để cản sự xâm nhập của vi trùng vào các vết thương.

- Các nghiên cứu ở Ấn Độ cho thấy bệnh nhân bị phỏng mà được bôi bằng mật thì da mau lành hơn là chữa với thuốc trị phỏng silver sulfadiazine.

Một bác sĩ giải phẫu người Anh nổi tiếng đã bôi mật ong lên các vết thương và thấy vết thương mau lành hơn là khi bôi thuốc kháng sinh.

- Các bác sĩ nhi khoa ở Phi Châu cho hay mật ong rất công hiệu trong việc chữa bệnh tiêu chảy trẻ em do vi khuẩn Salmonella, E coli gây ra. Mật ong diệt vi sinh vật bằng cách hút hết chất lỏng trong vi khuẩn, làm chúng trở nên khô héo.

Tổ chức Y Tế Thế Giới khuyên người đi du lịch mắc bệnh tiêu chảy thì uống nhiều nước cam có pha mật ong, một chút muối và một chút baking soda để bù lại số nước và khoáng chất mất đi.

- Nhờ có khoáng chất boron, mật ong có thể phòng ngừa bệnh loãng xương, nhất là ở nữ giới. Chất này cũng làm giảm các triệu chứng khó chịu khi có kinh nguyệt.

- Mật ong rất tốt cho da: Thoa trên da, mật ong làm da mịn, mềm hơn vì mật giữ độ ẩm cho da. Mật làm bệnh trứng cá mau lành; bôi lên tóc, mật làm tóc bóng mượt và mềm.

- Mật ong có một lượng chất chống oxy hóa tốt tương đương như sinh tố C, nên có khả năng làm chậm tiến trình lão hóa của tế bào sinh động vật, giảm nguy cơ ung thư. Mật càng đậm càng có nhiều chất chống oxy hóa.

Cơ quan Kiểm Soát Bệnh Tật Hoa Kỳ lưu ý là không nên cho trẻ em dưới một tuổi dùng mật ong vì cơ thể các em chưa đủ sức chống lại loại vi khuẩn gây bệnh trúng độc thực phẩm, đôi khi có lẫn trong mật. Cháu nhà đã 3 tuổi thì cũng dùng mật ong được.

Chắc là còn nhiều ý kiến khác nữa, nếu cô cần thêm, tôi sẽ tiếp tục tìm cho cô. Nhưng cũng xin thưa rằng, các kinh nghiệm này chưa được khoa học chứng minh bằng nghiên cứu, cho nên nếu ta có dùng thì cũng nên dè dặt. Chúc cô vui vẻ khỏe mạnh.

BỆNH QUAI BỊ

Hỏi

Tôi tên Trần văn Xê, 72 tuổi xin hỏi bác sĩ: tự nhiên bên dưới quai hàm bên phải có một cục u (gọi là bướu) dùng ngón tay cái rơ vào trong họng bóp không đau và đã hai tuần rồi. Không rõ nó có to nữa không. Ở Việt Nam gọi là bệnh quai bị có đúng không bác sĩ. Nhờ bác sĩ hướng dẫn.

Đáp

Thưa ông,
Tôi xin tóm tắt về bệnh Quai bị để ông biết thêm về bệnh này, vì người lớn cũng có thể bị bệnh chứ không chỉ ở trẻ em.

Bệnh quai bị tiếng Anh gọi là Mumps, do một loại virus gây ra.

Virus xâm nhập tuyến nước miếng ở trong miệng đặc biệt là tuyến parotid, ở dưới xương hàm, làm cho tuyến này sưng to khiến cho bệnh nhân bị nóng sốt, nhức đầu, đau miệng khi nhai nuốt, trong người mỏi mệt, biếng ăn, ớn lạnh.
Bệnh rất dễ lây lan.

Vì do virus gây ra cho nên không có thuốc đặc trị, mà chỉ hỗ trợ, uống thuốc giảm sốt giảm đau, chừng vài tuần lễ là khỏi.

Một biến chứng trầm trọng của bệnh là viêm ngọc hành, có thể gây ra vô sinh cho người nam vì sự sản xuất tinh trùng bị giảm.

Bệnh có thể chích ngừa với vaccine mumps.

Thường thường trẻ em chích ngừa chung với các bệnh ban sởi gọi là MMR mumps-measles-Rubella.

Khi đã bị bệnh thì cơ thể sẽ tạo ra tính miễn dịch với bệnh, tức là không tái mắc bệnh này.

Trường hợp của ông thì tôi có ý nghĩ như sau:

Người mình hồi xưa lúc còn bé cũng hay bị bệnh Quai bị này lắm, mà đã bị một lần là hiếm bị lại. Cho nên tôi nghĩ là ông cũng có thể bị Quai bị trước đây rồi. Cái bướu của ông có thể là một bệnh khác ở miệng chăng. Vì không thấy ông cho biết các dấu hiệu khác như nóng sốt, đau miệng...

Ông nên đến bác sĩ gia đình để khám bệnh và thử máu để tìm xem có kháng thể của bệnh Quai bị hay không. Hoặc là có thể là do một bệnh nhiễm trùng nào khác ở trong miệng mà ra.

Trong khi chờ đợi, ông nên súc miệng với nước diệt trùng hoặc nước muối và giữ gìn vệ sinh răng miệng. Chúc ông an hưởng tuổi già.

CHOLESTEROL

Hỏi

"Bác sĩ gia đình của tôi cho biết cholesterol trong máu tôi là 240. Bà bác sĩ chưa cho tôi uống thuốc hạ cholesterol và bảo tôi về ăn bớt chất béo, tập thể thao đã. Tôi ngại quá, vì mấy người bạn nói trung bình thì cholesterol là 200 thôi.

Vậy bây giờ tôi có nên uống thuốc hạ cholesterol hay không và uống thuốc gì?
- Lan Hoàng

Đáp
Thưa bà,
Cholesterol là vấn đề mà nhiều người bây giờ rất để ý và hay nói tới. Vì truyền thông, báo chí, tài liệu y học luôn luôn nhắc nhở rằng cholesterol trong máu cao thì sẽ gây ra các bệnh như tai biến não, suy tim, mập phì...

Nếu bà chỉ đo cholesterol trong máu thôi chưa đủ. Cần phải đo cả HDL cholesterol, LDL

cholesterol và triglycerides. Và phải đo hai lần hoặc nhiều hơn để so sánh kết quả. Nếu kết quả hai lần đo giống nhau thì ta có thể kết luận là cholesterol cao hoặc bình thường.

Được coi như bình thường nếu cholesterol dưới 200mg/100ml. Nếu có mức độ này thì cứ năm năm ta thử lại một lần.

Hơi cao nếu cholesterol từ 200 tới 239 mg/100 ml. Trong trường hợp này, bác sĩ thường khuyên ta nên giảm tiêu thụ chất béo. Nhưng nếu ta có một vài rủi ro như có bệnh động mạch tim, gia đình có người bị bệnh tim mạch thì bác sĩ sẽ thử nghiệm thêm, khuyên nên ăn kiêng chất béo và có thể cho uống thuốc hạ cholesterol.

Nếu cholesterol lên trên 249 mg/100 ml thì phải uống thuốc hạ cholesterol.

Còn LDL thì bình thường là dưới 130 mg/100ml; hơi rủi ro nếu từ 130 tới 150 mg/100 ml; và rất nguy hiểm nếu trên 160 mg/100 ml.

HDL trên 55 mg/100 ml thì tốt. Mà dưới số này dù cholesterol bình thường thì cần phải giảm mỡ, vận động cơ thể. Nếu vẫn thấp sau một thời gian giảm mỡ và vận động thì có khi phải uống thuốc mới được.

Trường hợp của bà, tôi chắc là bác sĩ muốn bà tập thể dục và kiêng khem trước. Rồi thử lại máu. Nếu cholesterol xuống thì là điều tốt. Nếu nó vẫn cao thì tôi chắc là bác sĩ sẽ cho uống thuốc.

Bác sĩ dè dặt thế cũng phải, vì thuốc hạ cholesterol cũng có tác dụng phụ không tốt. Chỉ nên dùng khi thấy cần thiết thôi. Xin bà cứ yên tâm nghe theo lời dặn của bác sĩ nhé.

Tiện đây, xin kê khai số milligrams cholesterol trong 100 gr thực phẩm:

- Pho mát Cheddar:106 mg; Swiss: 93 mg;
- Trứng luộc: 548mg; trứng omelet 338 mg;
- Bơ mặn 220 mg; bơ nhạt 260 mg; margarine không có;
- Cua :101 mg; sò: 230mg; tôm:150 mg;
- bacon 81mg; thịt bò: 70mg;
- gà 60mg; vịt 70 mg; óc súc vật 2100mg;
- thận 375 mg; lưỡi 210 mg;
- gà tây:82 mg; kem 60 mg;
- yogurt 6mg.

Tôi thấy nếu ta giới hạn thịt bò, heo, gà mà ăn vài ba lần cá một tuần cũng như rau là tốt hơn. Vừa dễ tiêu lại tránh được cao cholesterol, mập và bệnh tim mạch.

BỆNH TÁO BÓN Ở TRẺ EM

Hỏi

Con cháu năm nay 6 tuổi. Cháu ăn uống bình thường và có sức khỏe. Chỉ có điều là cháu nó hay bị bệnh bón, có khi hai ba ngày mới đi cầu một lần, nhiều khi phân rất cứng.

Xin bác sĩ chỉ cho cháu là phải làm gì để bớt táo bón. Cảm ơn bác sĩ.
- Khanh

Đáp

Táo bón là bệnh thường xảy ra ở trẻ em và có nhiều nguyên nhân. Trước hết phải biết thế nào thì được coi là táo bón? Táo bón là:

a- Khi các em đi cầu dưới ba lần mỗi tuần;
b- Khi phân cứng và khô;
c- Khi phân khó ra phải rặn mới đi cầu được.

Nguyên nhân
Có nhiều nguyên nhân như:

a- Em bé không uống đầy đủ nước, sữa, nước trái cây;
b- Không ăn thực phẩm có chất xơ như rau, trái cây, hạt ngũ cốc;

c- Ăn nhiều thịt, mỡ.

d- Táo bón cũng xảy ra khi đổi từ sữa mẹ hay thức ăn trẻ em sang sữa bò.

e- Đôi khi các em vì mải chơi, không đi cầu vào giờ giấc thường nhật, mất thói quen, trở nên táo bón.

g- Ngoài ra một vài loại thuốc hay vài bệnh con nít có thể gây táo bón.

Cách tránh táo bón

Có ba cách thường được áp dụng để tránh táo bón:

1- Cho em bé uống nhiều nước, kèm thêm một ly nhỏ nước trái mận; cho bé ăn trái cây, hạt ngũ cốc, rau có nhiều chất xơ.

2- Tập thói quen cho các em dù không mót đi cầu cũng ngồi trên bàn cầu mỗi ngày, cùng vào một giờ nhất định, như là sau bữa ăn.

3- Có nhiều thuốc giúp đại tiện dễ dàng, nhưng ở em bé cần rất cẩn thận, nên hỏi ý kiến bác sĩ trước khi dùng. Tạm thời, cháu có thể mua loại viên glycerine nhét hậu môn cho bé. Chất này làm cho ruột trơn và phẩn có thể được đưa ra dễ dàng, nhưng đừng dùng thường xuyên.

TỦ THUỐC GIA ĐÌNH

Hỏi

Tôi muốn làm một tủ thuốc gia đình, xin bác sĩ cho biết cần phải có những thuốc gì trong tủ thuốc đó.

Cảm ơn bác sĩ.

- Mr Kent Trần

Đáp

Ý kiến của Mr Kent rất hay. Mỗi gia đình nên có một tủ thuốc cấp cứu để dùng khi cần. Tủ thuốc cần được cất giữ nơi khô ráo, thoáng khí, nhiệt độ trung bình. Cũng cần để xa tầm với của trẻ em.

Nên tham khảo thêm ý kiến bác sĩ về cách dùng các loại thuốc và dụng cụ trong tủ thuốc.

Các thuốc sau đây nên có trong tủ thuốc:

- Thuốc Paracetamol, ibuprofen để giảm đau, nóng sốt.
- Thuốc cảm lạnh, ho, nghẹt mũi, chống dị ứng
- Kem thuốc kháng sinh để bôi các trầy đứt trên da.
- Ống thuốc calamine bôi da chống dị ứng, viêm da.
- Cồn để lau vết thương trên da, khử trùng nhíp, kéo.
- Một lọ hydrogen peroxide để rửa vết thương ngoài da.
- Kem chống nắng.
- Kem mềm da baby lotion.
- Thuốc đuổi côn trùng, muỗi.

Các dụng cụ như sau:

- Một chiếc kéo nhỏ và sắc

- Băng keo kích thước, hình dáng khác nhau để che các vết thương nhỏ.
- Cuộn băng keo để băng vết thương lớn.
- Túi chườm nước đá và nước nóng.
- Cuộn hoặc miếng gạc 2x2 hoặc 2x4.
- Bông gòn
- Tăm bông gòn ngoáy tai.
- Xà bông nước loại nhẹ để rửa vết thương.
- Cây đè lưỡi Tongue depressor để coi họng.
- Một đèn pin nhỏ để khám tai mũi họng.
- Ống nhỏ giọt để đếm giọt thuốc nước, muỗng làm riêng để uống thuốc nước.
- Petroleum jelly để bôi trơn ống đo nhiệt độ, giảm nứt khô môi, da; bôi dưới mũi em bé để tránh loét da khi sổ mũi nhiều.
- Ống đo nhiệt độ số digital để lấy thân nhiệt ở nách hoặc miệng.
- Một cái nhíp để lấy gai, dằm gỗ trên da.
- Ống hút chất nhờn ở mũi.
- Sách hướng dẫn cấp cứu của Hội Hồng Thập Tự trong đó có ghi những việc cần làm khi có chuyện bất thường xảy ra cho thân nhân. Và số điện thoại cấp cứu cũng như bác sĩ gia đình.

THƯƠNG TÍCH CƠ BẮP

Hỏi

Tôi năm nay 57 tuổi, do việc làm nên tôi thường phải dùng hai cánh tay bưng những vật nặng để vào máy. Theo thời gian (khoảng 4 năm) bây giờ tôi bị đau bắp thịt tay, chỗ thường gọi là con chuột khi gồng lên, khi sờ vào bắp thịt nầy thì thấy có những cục u cứng, nếu ấn mạnh thì rất đau và cục u chạy qua lại...Tay phải đau và có nhiều cục hơn tay trái. Hiện tại khi cong khuỷu tay phải lại tôi không thể giở cao lên được.

Tôi đã đi khám bệnh, bs cho chụp hình Xray, kết quả đầu khớp vai còn tốt và không bị viêm. Tôi có uống thuốc giảm đau cũng không hết.

Tôi có thắc mắc là có phải do tôi thường gồng tay làm việc lâu ngày sự co rút của gân tạo nên những cục u nầy không? Xin bs giải thích cho tôi được hiểu rõ hơn về bịnh của mình cũng như cách thức điều trị ra sao để giảm thiểu hay chấm dứt những cơn đau.

Đáp

Thưa ông,

Khi một bắp thịt bị sử dụng liên tục và quá sức như trường hợp của ông thì chúng cũng bị tổn thương. Chúng sẽ thoái hóa, tạo xơ, mất tính đàn hồi, chùng ra rồi chun túm lại thành những cục nhỏ như vậy. Các cục này sẽ cho ta cảm giác đau nhất là khi đụng tới hoặc dùng tới bắp thịt đó. Đồng thời bắp thịt cũng ngắn lại với hậu quả là cử động của bắp thịt không có tầm rộng như trước. Lâu ngày, các cục thịt này sẽ cứng lên và tạo ra cơn đau.

Đề nghị ông đi một bác sĩ nội khoa để được làm thêm xét nghiệm như là đo trương lực của bắp thịt, siêu âm rồi điều trị. Ông cũng cần được chuyên viên về vật lý trị liệu, y khoa phục hồi hướng dẫn cách tập luyện cơ bắp để lấy lại sức mạnh cho các cơ này.

Tạm thời, ông nên chườm nóng hoặc lạnh để bớt cơn đau cũng như giúp cơ hội bắp thịt hồi phục, làm massage, uống thuốc giảm đau như ibuprofen. Có thể mua một elastic band quấn vào cánh tay để ngăn cho bắp thịt khỏi phình ra. Massage những cục thịt nổi cũng như những cục thịt nằm sâu ở dưới, dần dần cho tới khi chúng mềm rồi dãn trở lại. Ông cũng có thể tới các bác sĩ Chiropractor để điều trị, nắn lại cơ bắp.

Xin lưu ý ông rằng đây có thể là một bệnh gây ra do nghề nghiệp, được hưởng quy chế bệnh do việc làm.
Chúc ông mạnh khỏe.

CAFE

Hỏi

Một ly cà phê có bao nhiêu caffeine?

Bác sĩ vui lòng cho tôi biết, một ly cà phê có bao nhiêu chất caffeine. Lý do là tôi rất thích uống cà phê, nhưng đôi khi uống nhiều thì tim đập mạnh lắm. Một ngày uống 2 ly được không, bác sĩ?
- Mary Trần

Đáp
Thưa cô,
Số caffeine trong một ly cà phê thì tùy theo ly lớn hay nhỏ. Sau đây là lượng caffein trong một ly cỡ 180 phân khối:

- Cà phê bình thường: 115mg
- Cà phê bột tan ngay: 55-60mg;
- Cà phê đã lấy bớt caffeine: 2mg;

Ngoài ra:

- 180cc nước trà có 35-40mg;
- Cocoa: 5 mg caffeine.
- 260cc cola có 40-50mg;
- Bánh chocolate 28gr có: 25mg caffeine.

Theo các nhà chuyên môn, một ngày uống khoảng 3 ly cũng an toàn. Caffeine là chất kích thích thần kinh cho nên khi uống vào nó làm ta tỉnh táo đồng thời cũng khiến cho trái tim đập nhanh hơn và huyết áp cũng hơi tăng, nhưng sự tăng này chỉ có tính cách chốc lát, khi hết hơi cà phê trong người thì mọi sự trở lại bình thường.

Chúc cô tiếp tục enjoy hương vị thơm nồng nàn quyến rũ của cà phê.

Hỏi
Tôi là người bên Âu Châu mới qua Houston sống, có câu hỏi mong BS trả lời.

Bên này lấy nước từ vòi nước, rồi mình nấu lên uống có được không BS? Nước bên này nó lờ lợ, tôi đã hỏi người build cái nhà cho mình là uống từ vòi có được không, họ bảo được và họ thường uống thẳng từ vòi luôn không cần nấu, tôi đã uống theo nhưng thấy nó làm sao ấy.

Bên Âu Châu nước rất sạch và không có vị lờ lợ như bên này, BS bên ấy nói nước từ vòi rất trong lành và sạch không thua nước suối đóng chai, cho nên dân bên đó họ uống ngon lành, không cần mua nước suối.

Mong BS chỉ dẫn và trả lời cho tôi nhé, kính chúc BS sức khoẻ, tôi vẫn thường đọc những bài chia sẻ của BS trên báo.

Đáp
Thưa bà,
Trước hết, xin welcome bà tới Hoa Kỳ, đặc biệt là ở thành phố Houston nắng ấm đông đồng hương người Việt mình và cũng có nhiều món ăn Việt Nam rất hấp dẫn, ngon miệng.

Về vấn đề nước uống từ vòi có an toàn hay không thì chúng tôi xin gửi tới bà cũng như độc giả tuần báo Trẻ, ý kiến như sau của cơ quan Natural Resources Defense Council

"In the short term, if you are an adult with no special health conditions, and you are not pregnant, then you can drink most cities' tap water without having to worry."

Dịch ra tiếng Việt là :

"Nếu là người trưởng thành không bệnh tật không mang thai thì có thể an tâm dùng nước từ vòi"

Theo cơ quan này, nếu nước đó có chứa chất có hại thì cũng chỉ với số lượng rất ít.

Theo các nghiên cứu, nước do thành phố cung cấp đều được kiểm soát thường xuyên về hóa chất cũng như vi sinh vật gây bệnh. Dân chúng có thể yêu cầu cơ quan cung cấp nước của thành phố gửi cho mình bản kết quả xét nghiệm nước, coi xem có điều gì gây trở trại cho tình trạng bệnh của mình.

Nước uống bên đây đều có một số chất như chlorine để tiêu diệt vi sinh vật, fluoride để phòng ngừa sâu răng cộng thêm một số chất khác như đồng, barium, nitrat, với số lượng rất ư là nhỏ cho nên đều được coi là vô hại. Bà thấy nước hơi lờ lợ thì có thể là do các hóa chất này. Uống lâu sẽ quen đi bà ạ. Bản thân chúng tôi cũng chỉ uống nước từ vòi. Bà có thể chứa vào bình nhỏ rồi để trong tủ lạnh, uống vào cũng mát, thoải mái lắm. Mà lại cũng đỡ tốn tiền.

Một điều nên để ý là từ 20-30% nước chai đều lấy trực tiếp từ vòi, rồi được lọc lại và thêm vài hương vị riêng.

Nếu bà lại đun sôi trước khi dùng thì quá an toàn rồi.

Chúc bà vui vẻ hòa nhập với nếp sống ở vùng đất mới là Houston. Nếu có dịp mời bà lên Dallas-Fort Worth thăm viếng. Nơi đây người Việt cũng đông, dân chúng sống hiền hòa và các món ăn quê hương cũng rất ư là ngon.

CAO HUYẾT ÁP - STROKE

Hỏi
Chồng cháu năm nay 47 tuổi, dạo gần đây thường bị cao máu (huyết áp cao).Chỉ số trung bình đo được là 136/90, và cao nhất có khi đo được là 145/100 và kèm theo triệu chứng choáng váng.

BS cho cháu hỏi có loại thuốc nào hoặc cách phòng tránh nào khi huyết áp lên cao để tránh đột quỵ?

Cháu xin cám ơn BS.
- Thúy Phạm

Đáp
Chào cô Thúy,
Cô không cho biết ông xã bị cao huyết áp bao nhiêu lâu rồi và đang điều trị bằng các dược phẩm gì, cho nên tôi xin trả lời vào câu hỏi của cô là uống thuốc gì hoặc cách nào để phòng tránh đột quỵ.

Đột quỵ, tiếng Anh gọi là Stroke, là trường hợp trong đó tế bào của não bộ đột nhiên không được tiếp tế dưỡng khí cần thiết cho các tế bào này.

Nguyên nhân thiếu máu là một mạch máu nào đó trên não bộ bị máu cục làm tắc nghẽn, ngăn cản sự lưu thông của máu hoặc mạch máu đó bị đứt đoạn, cắt sự lưu thông của máu.

Cao huyết áp là nguyên nhân chính đưa tới stroke. Lý do là khi huyết áp lên cao, thành mạch máu căng lên, lâu ngày đưa tới tổn thương đồng thời những chất béo cũng bám vào đó.

Ngoài cao huyết áp, cao chất béo cholesterol cũng là rủi ro gây ra stroke. Quá nhiều cholesterol trong máu sẽ khiến chúng đóng bám vào thành động mạch, đưa tới tắc nghẽn cản trở máu lưu thông.

Dấu hiệu báo động Stroke:
Bệnh nhân đột nhiên bị méo miệng, không cười được, cánh tay liệt xệ xuống, tiếng nói lơ lớ, lệch nửa người, nhức đầu, mất định hướng, mắt mờ...

Khi thấy các dấu hiệu chính, cần kêu 911 cấp cứu ngay. Bệnh nhân cần được điều trị cấp kỳ tại bệnh viện có trang bị các phương tiện riêng để trị stroke.

Để phòng tránh stroke:
1. Điều trị bệnh cao huyết áp, duy trì huyết áp ở mức càng gần với trung bình 120/80 càng tốt. Có nhiều loại dược phẩm công hiệu để điều hòa huyết áp. Cần uống thuốc liên tục theo đúng hướng dẫn của bác sĩ. Không tự giảm hoặc ngưng thuốc khi thấy huyết áp ổn định, vì HA ổn định là nhờ uống thuốc.

2. Áp dụng chế độ ăn uống hợp lý: giảm chất béo, giới hạn muối, tiêu thụ nhiều rau, trái cây; không uống rượu.

3. Vận động cơ thể đều đặn giúp máu lưu thông bình thường, tránh mập phì.

4. Giảm cân nếu mập phì.

5. Không hút thuốc lá, vì nicotine làm mạch máu thu co, huyết áp tăng.

6. Giảm thiểu căng thẳng trong nếp sống, vì stress làm huyết áp lên cao.

Nếu áp dụng được mấy cách kể trên, tôi nghĩ là huyết áp sẽ giảm và nhờ đó có thể giảm rủi ro bị stroke. Cô cũng nên hỗ trợ tinh thần cho ông xã, nhắc nhở uống thuốc và chăm ăn uống cho ông xã nhé.

Chúc vợ chồng cô được mọi sự bình an.

NGỨA

Hỏi
Tôi bị ngứa cùng mình, xin bác sĩ chỉ cho cách chữa.

Đáp

Ông bạn ơi,

Ông bạn chỉ cho biết tình trạng bệnh ngứa như vậy thì tôi cũng xin chào thua, không biết làm sao để góp ý với bạn về cách chữa. Giá ông bạn kể cho tôi thêm vài chi tiết như ngứa ở chỗ nào, khi nào thì ngứa, có dấu hiệu trên da, có bệnh kinh niên gì không và thường thì làm gì để hết ngứa, thì may ra tôi mới "Đoán" được bệnh rồi góp ý.

Ngứa (itching) là một cảm giác từ da bị kích thích khiến ta cảm thấy cần phải làm một cái gì đó cho bớt ngứa, như là gãi chết thôi hoặc chườm thoa một chất nào đó lên trên chỗ ngứa.

- Lý do:

Thường thường ngứa gây do những lý do như da bị nhiễm trùng với các loại nấm, vi khuẩn, bị sâu bọ muỗi rệp đốt cắn, bị vài bệnh nội khoa kinh niên như trong bệnh thận, bệnh của tuyến giáp, dưới tác dụng của ánh nắng gay gắt, bị khô da như là vào mùa đông, thời tiết quá lạnh hoặc quá nóng với độ ẩm thấp, tắm rửa quá nhiều da mất chất nhờn thành khô ngứa, dị ứng với một vài dược phẩm... thậm chí da ngứa cũng vì lo âu sợ hãi căng thẳng tinh thần...

Ngứa có thể xảy ra ở từng vùng trên da hoặc toàn cơ thể đồng thời cũng có những vết thương trên da như vết chàm, mụn nước, da bị tróc, bị đỏ bị sưng bị dày lên.

Nếu bị ngứa da quá 2 tuần lễ mà không thuyên giảm với thuốc mua tự do thì cần đi bác sĩ để khám tìm nguyên nhân rồi điều trị. Bác sĩ có thể cho dùng các loại kem có chất steroid, uống thuốc chống ngứa, chữa bằng ánh sáng, nhưng trị nguyên nhân gây ra bệnh là điều ưu tiên.

- Chữa trị tạm thời:

Trong khi chờ đợi, ra tiệm thuốc tây mua kem làm mềm ẩm da, kem có chất hydrocortisone; chườm khăn ngâm nước lạnh hoặc tắm nước lạnh; mặc quần áo mỏng mềm; dùng xà bông ít chất tẩy rửa để tắm và giặt quần áo; tránh các chất có thể gây kích thích cho da như đồ trang sức kim loại, phấn son và cố gắng đừng gãi dù rất ngứa. Vì gãi thì đã đấy nhưng càng gãi càng ngứa mà lại còn trầy da chảy máu, mở đường cho vi trùng xâm nhập.

Ấy đại để bị ngứa thì "xử lý" như vậy. Hy vọng là tôi đã "đáp ứng" nhu cầu của ông bạn. Thử áp dụng coi xem sao, nhưng nếu còn kéo dài thì nên đến cầu cứu bác sĩ gia đình rồi nếu cần, tới bác sĩ chuyên môn về bệnh ngoài da nhé.

Chúc bạn ta mau hết ngứa và vui với đời.

Tiện đây cũng xin bà con, khi muốn "tư vấn" điều gì thì cũng nên rộng rãi cho biết thêm chi tiết khó khăn như đau ở đâu, khi nào đau, làm gì hết đau, đau nhiều hơn khi nào: khi ăn khi ngủ khi thể thao...Thì cứ y như là khi đi bác sĩ, khai bệnh ra sao thì cho lang tui hay như vậy. Thank you very much.

KIẾN BA KHOANG

Hỏi

Tôi mới đi thăm gia đình ở Việt Nam về và thấy sợ quá bác sĩ ơi. Ăn uống thì toàn hóa chất độc hại, ra đường thì xe qua lại đông nghịt và bụi bặm... Chán quá. Nhưng điều mà tôi muốn hỏi bác sĩ, là tại sao bên đó lại có cái loại kiến gì mà nó to tướng, đốt vào người là nó ngứa cùng mình. Tôi ở với mấy đứa cháu ở khu Cư xá Thanh Đa mình ngày trước. Bác sĩ cho biết đó là loại kiến gì mà hung dữ quá và cách chữa kiến đốt như thế nào để tôi cho bà con tôi ở bển hay nhé. Cảm ơn bác sĩ.
- Phạm Vinh

Đáp
Chào ông Vinh,

Đọc báo tôi thấy họ nói ở VN bây giờ còn nhiều điều đáng sợ hơn là mấy điều ông vừa kể, nhất là cái nạn lường gạt, tham nhũng cửa quyền. Nhưng thôi xin trả lời thắc mắc của ông về kiến ba khoang.

Thực ra loại kiến này cũng đã có ở bên nhà từ lâu, nhưng gần đây chúng xuất hiện nhiều hơn và to lớn hơn vì dân chúng dùng thuốc rầy trừ sâu bọ, kiến ăn vào thành to lớn và sinh sản rất nhanh. Chúng thường có nhiều ở vùng đồng lúa ven bờ suối rừng, đồng cỏ, như ven đô Sài Gòn, khu Thanh Đa...
Kiến có ba khoang, có cánh ngắn, đầu đen, ngực màu vàng hoặc đỏ. Kiến có thể bay cao lên tới các tầng lầu, nhưng cánh mong manh, dễ rụng cho nên khi bay vừa cao là rớt xuống. Kiến rất thích ánh sáng mầu xanh, cho nên cứ buổi chiều tối khi mọi nhà lên đèn là chúng bay vào nhà dân chúng. Trên mình kiến còn có nhiều loại vi sinh vật sống cộng sinh chứa nhiều chất độc.

Nói rằng kiến đốt thì cũng không đúng lắm, vì thường thường kiến bay rụng cánh, rớt vào người. Người thấy vậy bèn lấy tay đập giết kiến. Kiến tan xác, chất độc của kiến dính trên da, gây ra phản ứng rất ngứa, khó chịu khiến ta gãi. Mà càng gãi chất độc càng lan rộng, ngứa gia tăng. Vì thế khi thấy kiến rớt xuống mình thì đừng giết mà lấy miếng giấy nhặt ném vào thùng rác.

Thuốc trừ kiến ít công hiệu với loại kiến này vì chúng rất mạnh.

Để phòng tránh rủi ro do kiến gây ra, chỉ có cách là xa lánh chúng. Cửa lớn cửa nhỏ đóng kín, có lưới bao che.

Khi mở đèn trong nhà là đóng cửa ngay.

Kiến rơi xuống đất lấy chổi quét lượm bỏ vào thùng rác đậy nắp kín.

Kiến rớt xuống mình không đập chết mà thổi cho kiến bay đi hoặc lấy mảnh giấy lượm gói ném vào thùng rác.

Chẳng may kiến chết trên da thì rửa ngay với xà bông, nước ấm, rồi thoa thêm kem hydrocortisone mua ngoài tiệm thuốc tây, ngày vài ba lần.

Nhớ đừng gãi, ngứa sẽ lây lan.

Nhờ ông thông báo cho bà con bên nhà hộ nhé.

Chúc ông vui mạnh.

THUỐC UỐNG

Hỏi

Tôi 68t. Tôi có một vài thắc mắc xin bác sĩ chỉ vẽ. Tôi được bác sĩ gia đình chẩn đoán tôi có 2 bệnh: cao huyết áp và cao cholesterol, cho tôi uống 2 viên/ngày, ngoài ra tôi còn tự ý uống thêm một số thuốc như sau:

Sau khi ăn sáng: 1 viên Glucosamine Sulfate 2KCL 2000mg, 1 viên Calcium and Zinc.

- Sau khi ăn trưa: 1 viên hồng sâm của Hàn Quốc.

- Buổi chiều sau khi dùng tí bánh hay trái cây: 1 viên Glucosamine 1500mg Chondroitin 1200mg, 1 viên Calcium 600mg with VitamiD

- Buổi tối khi ăn: 1 viên hồng sâm của Hàn Quốc

- 9 giờ tối, sau khi dùng ít trái cây: 1 viên Simvastatin20mg (theo toa bác sĩ)

Sau khi đi làm về, khoảng 11 giờ đêm, trước khi đi ngủ: 1 viên Amlodipin 5mg (theo toa bs), 1 viên Ecotrin (Aspirin) 81mg.

Xin hỏi bác sĩ thuốc calcium có zinc chữa bệnh gì? Thuốc Glucosamine có sulfat, Kcl chữa bệnh gì? Thuốc Glucosamine có Chondroitin chữa bệnh gì?

Các thuốc tôi uống, có gì công phạt với nhau không? Có để chung với nhau được không? Uống như thế nào hợp lý? Tháng trước, mỗi ngày tôi còn uống chung 6cc rượu có ngâm cao hổ cốt, nhưng tôi sợ nhiều thuốc quá nên tháng này tôi tạm ngưng. Tôi nghe loại thuốc Simvastatin uống lâu có thể hại gan, nên thỉnh thoảng tôi lấy bông artichaud phơi khô nấu chung với diệp hà châu làm trà uống bảo vệ gan, có được không? Cả năm nay tôi không đi khám bác sĩ gia đình nên không hỏi gì được.

Đáp

Thưa bà chúng tôi xin trả lời từng câu hỏi:

1. Calcium là để giúp cho xương khỏi bị rỗng loãng. Ở người có tuổi, sự hấp thụ calcium từ thực phẩm giảm cho nên thiếu và cần uống thêm. Còn chất zinc thì có nghiên cứu cho hay, khoáng chất này có thể giúp cho xương cứng đặc hơn.

2. Glucosamine sulfate là chất được lấy ra từ vỏ sò, vỏ cua và được bán dưới dạng thuốc viên. Nghiên cứu cũng cho hay, Glucosamine có tính chất chống viêm và kích thích sản xuất sụn

ở khớp xương. Theo các nhà sản xuất, mỗi ngày uống 1500mg, chia ra làm ba lần. Thuốc gây ra một chút khó chịu cho bao tử. Theo kết quả nhiều nghiên cứu thì phải uống liên tục cả tháng mới thấy công hiệu.

3. Chondroitin là chất được lấy ra từ sụn cá mập hoặc sụn bò, được bán dưới dạng viên thường hoặc viên con nhộng. Cũng như glucosamine, thuốc này được giới thiệu có khả năng chống viêm và tạo sụn. Một số nghiên cứu khoa học cho hay, chondroitin có tác dụng tốt hơn giả dược và ít gây ra tác dụng phụ. Mỗi ngày phải uống khoảng 1200 mg, chia ra làm ba lần và phải uống liên tục khoảng một tháng mới thấy công hiệu.

4. Chắc là bà đã được bác sĩ gia đình hướng dẫn cách dùng các loại thuốc hạ huyết áp và hạ cholesterol, cho nên tôi chỉ góp thêm vài ý kiến:

- Bà bị cao huyết áp mà theo nghiên cứu, hồng sâm có thể làm huyết áp tăng vì vậy bà nên dè dặt. Bạch sâm dường như không có tác dụng làm cao huyết áp.

- Các thuốc hạ cholesterol đều có ảnh hưởng tới chức năng của gan, vì thế khi dùng thuốc này, cần được bác sĩ theo dõi, thử coi xem có tác dụng phụ nào không và cũng thử men gan coi xem tình trạng của gan ra sao. Nếu có rối loạn gan thì bác sĩ sẽ đổi thuốc. Uống artichaud cũng tốt cho gan.

- Một chút rượu vào buổi tối tôi nghĩ cũng tốt lại giúp cho ngủ ngon, nếu bà không thấy có phản ứng gì. Theo các cụ đông y, cao hổ cốt cũng giúp xương khớp mạnh khỏe đấy.

- Chắc là bà cũng đã giới hạn tiêu thụ chất béo động vật cũng như giảm tiêu thụ muối rồi. Chỉ xin đều đặn thể dục thể thao nữa là đủ có sức khỏe tốt.

Ở tuổi 68 mà bà vẫn còn đi làm, mà lại làm khuya tới 11 giờ mới về thì tôi chắc là sức khỏe của bà rất hoàn hảo và tinh thần còn rất ư là minh mẫn.

Xin mừng bà và chúc bà luôn luôn vui mạnh. Cần gì thêm, xin bà cứ chuyển câu hỏi qua tuần báo Trẻ, chúng tôi sẵn sàng đóng góp ý kiến với bà.

MỐNG MẮT

Hỏi

Mẹ cháu năm nay 63 tuổi. Từ gần năm nay, mắt bên trái có nổi lên một gân máu, mà bác sĩ bên Việt Nam gọi là mống thịt và đã được cắt nhiều lần, nhưng một thời gian sau lại mọc trở lại. Cụ mới sang đây chơi với con cháu. Bây giờ cháu định đưa cụ đi khám bác sĩ bên Mỹ. Vậy xin bác sĩ cho biết nên đi bác sĩ nào và ở bên này có cách nào chữa dứt không.

Cháu cảm ơn bác sĩ.

- Vân Lê

Đáp

Chào cô Vân Lê,

Cứ như cô nói thì bà cụ đã được bác sĩ khám, xác định là có mống thịt trong mắt và đã mổ nhiều lần mà vẫn tái phát. Vậy thì tôi xin giải thích thêm về bệnh này, vì bà con ta bên nhà cũng nhiều người bị.

Mống mắt, tiếng Anh kêu là Pterygium là bệnh trong đó có những tế bào mới mọc ra ở tròng trắng của con mắt, thường là từ phía gần mũi rồi kéo ngang sang tới con ngươi. Mống này không là ung thư, có thể lớn dần suốt đời người bệnh và có thể che kín con ngươi. Bệnh không gây ra hiểm nghèo gì nhưng khiến bệnh nhân cảm thấy khó chịu khi nhìn và nom cũng mất thẩm mỹ. Người bệnh thường than phiền cay cay ngứa trong mắt, mắt khô, mờ khi nhìn sự vật. Bệnh thường thấy ở đàn ông nhiều hơn là đàn bà. Nguyên nhân của bệnh chưa được biết rõ, nhưng một số nguy cơ có thể khiến mống mắt mọc ra như là tia nắng mặt trời, bụi bặm ô nhiễm môi trường, gió, mắt khô.

Về điều trị thì bác sĩ sau khi khám có thể cho thuốc nhỏ mắt cho bớt khô, nhỏ thuốc làm co mạch máu hoặc thuốc có chất steroid. Nhưng thuốc nhỏ chỉ có tính cách tạm thời, thường thì phải giải phẫu cắt bỏ mộng mắt. Phương pháp mổ hiện nay rất tiến bộ: sau khi cắt bỏ mộng, bác sĩ sẽ lấy tế bào giác mạc lắp vào chỗ trống của mống như vậy kết quả tương đối khả quan hơn. Giải phẫu có thể làm tại phòng mạch có trang bị đầy đủ máy móc chuyên ngành và bệnh nhân có thể làm việc trở lại trong mười ngày. Để tránh mộng mắt, nên mang kính râm để tránh bụi cát ô nhiễm cũng như tia nắng quá mạnh xâm nhập kích thích mắt.

Bên Hoa Kỳ, các bác sĩ chuyên môn về mắt cũng khá nhiều. Cô có thể nhờ bác sĩ gia đình giới thiệu cho một bác sĩ nhãn khoa giải phẫu để khám chữa cho mẹ cô. Có điều là chi phí chữa trị giải phẫu bên đây cũng khá cao đấy, mà mẹ cô ở quy chế viếng thăm, chắc là phải trả tiền mặt. Bên Việt Nam, phẫu thuật như vậy tương đối ít tốn kém hơn.

Chúc cô và gia đình vui vẻ, khỏe mạnh.

HUYẾT ÁP THẤP

Hỏi

Chị cháu năm nay 28 tuổi nhưng thường xuyên bị tụt huyết áp và thiếu oxy não. Bác sĩ cho cháu hỏi có thuốc nào uống để giúp chị cháu. Cháu cám ơn bác sĩ.
TranTran

Đáp

Không biết là huyết áp của chị cô tụt tới mức độ nào mà cô e ngại, hỏi hộ. Xét ra đây cũng là mối e ngại của nhiều độc giả tuần báo Trẻ, cho nên tôi xin đi vào chi tiết một chút để cô và bà con đồng hương biết rõ.

Bình thường huyết áp ở dưới 120/80 mmHg. Còn thấp là khi một trong hai kết quả bằng hoặc dưới 90 cho tâm thu, 60 tâm trương. Như vậy nếu có kết quả 115/50 thì là huyết áp thấp.

Nguyên nhân:
1. Giảm khối máu do mất nước tại các mô cơ thể vì ói mửa, tiêu chảy, nóng sốt, dùng nhiều thuốc lợi tiểu, phỏng nặng, vận động quá mức với đổ mồ hôi. Máu lưu thông giảm, huyết áp thấp, không đủ dưỡng khí nuôi tế bào, cơ thể mệt mỏi, yếu, chóng mặt.

Nếu mất nước quá nhiều và không được điều trị bệnh nhân có thể rơi vào tình trạng shock, nguy hiểm tới tính mạng.

2. Nội ngoại xuất huyết đều giảm khối lượng máu và đưa tới thấp huyết áp.

3. Trong thời gian có thai, mạch máu dãn mở, giảm sức ép của máu lên động mạch do đó huyết áp xuống thấp khiến cho bà bầu hay chóng mặt. May mắn là huyết áp sẽ trở lại bình thường sau khi sanh.

4. Một số bệnh tim như suy tim, rối loạn van tim, nhịp tim chậm, cơn suy tim đều làm huyết áp xuống thấp vì máu lưu hành ít đi.

5. Mấy bệnh nội tiết như tiểu đường, nhược hoặc cường tuyến giáp, đường huyết thấp.

6. Nhiễm trùng huyết, cơn dị ứng trầm trọng, dinh dưỡng thiếu sinh tố B12, folic acid.

7. Dược phẩm như thuốc lợi tiểu, thuốc dãn mạch, thuốc viagra, vài loại thuốc chống trầm cảm, thuốc chống đau, rượu.

8. Bệnh Parkinson, chấn thương sọ não, ngộ độc hóa chất, phản ứng với thuốc, suy gan, nằm bất động quá lâu.

Một số triệu chứng khi huyết áp xuống quá thấp như bệnh nhân thấy chóng mặt, quay cuồng, ngất xỉu, buồn ngủ, kém tập trung, buồn nôn, mờ mắt, hơi thở nhanh, da lạnh, khát nước. Nếu huyết áp thấp trầm trọng, bệnh nhân có thể bị trụy tuần hoàn (shock).

Điều trị:

Thấp huyết áp ở người khỏe mạnh mà chỉ có chóng mặt thoảng qua khi đứng lên ngồi xuống thường thường không cần đến trị liệu.

Với các trường hợp nặng, điều trị nguyên nhân gây ra huyết áp thấp có thể giải quyết được vấn đề.

Trường hợp huyết áp xuống rất thấp gây ra shock thì cần được cấp cứu tại bệnh viện.

Bác sĩ có thể cho dùng dược phẩm tăng khối máu (fludocortione, clonidine, viên ngừa thai); thuốc co mạch (midrodine, ritalin, vài loại chống trầm cảm) hoặc thuốc điều khiển sản xuất epinephrine/ norepinephrine (ức chế beta atenolol, propanolol) để nâng huyết áp.

Phòng tránh:

Các phương thức sau đây được áp dụng để giảm thiểu dấu hiệu triệu chứng của huyết áp thấp:

1. Uống nhiều nước để ngăn ngừa cơ thể khô nước và nâng cao huyết áp.

2. Dùng thêm muối có thể nâng cao huyết áp, nhưng cần được bác sĩ hướng dẫn để tránh rủi ro suy tim.

3. Mang tất đàn hồi để tránh máu tụ ở hạ chi, nhờ đó máu nhiều hơn ở phần trên cơ thể.

4. Tránh uống rượu vì rượu làm mất nước và làm dãn mạch.

5. Đừng đứng quá lâu; từ từ đứng lên khi nằm hoặc ngồi.

6. Có huyết áp thấp sau khi ăn: không nên uống thuốc chống huyết áp trước khi ăn; tránh đứng bất thình lình và nên nằm nghỉ sau khi ăn; giảm tinh bột trong phần ăn, chia phần ăn làm nhiều bữa nhỏ.

7. Với một số người, nước uống có caffeine làm co mạch nhưng nên uống vào buổi sáng để tránh khó ngủ ban đêm.

8. Nằm ngủ với gối hơi cao hơn chân có thể giảm triệu chứng bằng cách giữ lại natri, bớt tiểu đêm.

9. Khi đứng lâu: một chân co hoặc để trên ghế; lâu lâu ngồi xuống hoặc cúi mình về phía trước, để tay lên đầu gối.

Khi nào cần đi khám bệnh?

Thấp huyết áp mà lại thêm đau ngực, nhiệt độ cơ thể trên 101 độ F (38.3 độ C), rối loạn hô hấp, tim đập không đều, tiêu chảy và nôn ói kéo dài, ho ra đàm, không ăn uống được, đều cần đi bác sĩ ngay để được khám bệnh và điều trị.

Hy vọng những hiểu biết trên đây đã trả lời thỏa đáng thắc mắc của chị cô. Chúc cô và gia đình vui mạnh.

TRÀ XANH

Hỏi

Tôi nghe mấy ông bạn già nói là uống nước trà có thể giảm rủi ro bị mấy bệnh ung thư, có đúng không bác sĩ.

Đáp

Chắc là mấy người bạn của ông có theo dõi tin tức trong mấy ngày gần đây về trà xanh, cho nên mới kể lại cho ông. Đúng vậy, từ mấy chục năm nay, đã có nhiều phân tích về giá trị tăng cường sức khỏe của trà, trà xanh hoặc trà đen. Và mới đây nhất, ngày 18 tháng 10, 2012 vừa qua, một nhóm nghiên cứu gia tại đại học y khoa David Geffen, Los Angeles, đã tìm hiểu được bằng cách nào mà trà xanh có thể phòng ngừa hoặc làm chậm sự phát triển của tế bào ung thư vú và nhiếp tuyến.

Tiến sĩ dinh dưỡng Suzanne M. Henning cho hay, chất chống oxy hóa polyphenol trong trà xanh có khả năng xâm nhập tế bào nhiếp tuyến rồi thay đổi mức độ viêm bệnh cũng như bảo vệ tế bào bị hư hao.

Bà cho 79 người đàn ông sắp mổ nhiếp tuyến uống sáu ly trà xanh hoặc nước lã mỗi ngày trong thời gian từ 3 tới 4 tuần lễ.

Trước khi nghiên cứu, bà lấy mẫu máu và nước tiểu của mọi người. Kết quả là sau khi quan sát, nhóm người uống trà xanh có lượng PSA trong máu thấp hơn những người không uống. PSA cao có thể báo hiệu ung thư nhiếp tuyến.

Theo bà, cần thêm nhiều nghiên cứu để xác định tính chất ngừa ung thư nhiếp tuyến. Một nghiên cứu tại Ý cũng tìm thấy khả năng chống ung thư nhiếp tuyến của trà xanh.

Trong khi đó, một nghiên cứu khác do bác sĩ Katherine Crew, đại học Columbia, Nữu ước, cho hay trà xanh có thể trì hoãn ung thư nhũ hoa.

Bà yêu cầu 40 phụ nữ đã điều trị ung thư nhũ hoa uống từ 400, 600 hoặc 800 mg chất chiết của trà hoặc giả dược 2 lần một ngày trong 6 tháng. Kết quả cho thấy uống trà làm giảm yếu tố gây ung thư vú.

Tuy nhiên, với sự dè dặt các nhà nghiên cứu cho hay đây mới là kết quả sơ khởi, chưa đủ giá trị để đưa ra lời khuyên là uống trà xanh là một phương thức để ngăn ngừa ung thư.

Vậy thì thưa ông cũng như độc giả tuần báo Trẻ, chúng ta cứ tiếp tục "trà dư, tửu hậu", vừa hưởng thú thanh nhàn mà vừa sống trong hy vọng là tránh được ung thư. Vì nước chè xanh vẫn là món giải khát ưa thích của người Việt mình từ nhiều ngàn năm nay. Thử tưởng tượng một buổi trưa hè, ngồi rít một hơi thuốc lào rồi chiêu mấy ngụm nước chè tươi thì sảng khoái biết chừng nào.

Chúc ông khỏe mạnh, yêu đời.

YẾN CÓ BỔ KHÔNG?

Hỏi

Cháu có bà ngoại, năm nay 82 tuổi. Cụ cũng khỏe và đang uống thuốc hạ huyết áp. Có điều là cụ ăn ít lắm. Cụ cũng uống thuốc bổ vitamin và calcium. Có người mách nên cho cụ ăn yến vì yến có nhiều chất dinh dưỡng. Xin cho biết yến bổ như thế nào mà nhiều người dùng?

- Elise Nguyễn

Đáp

Yến là nước dãi của loài chim yến nhả ra để làm tổ.

Chim yến thường sống ở các hải đảo vùng Đông Nam Châu Á như Trung Hoa, Việt Nam, Phi Luật Tân, Nam Dương. Chúng sống trên các mỏm đá chênh vênh dựng đứng rất cao, dưới là vịnh nước đầy đá ngầm sâu.

Yến làm tổ để nằm và ấp trứng bằng nước dãi của chúng. Ban ngày, chim đi kiếm cá ăn, tối về nhả nước rãi thành từng bãi tròn nhỏ, cuộn với nhau thành tổ. Mùa làm tổ thường là vào Tháng Tư và Tháng Sáu.

Yến có loại gọi là mao yến, có lông chim nhỏ và huyết yến có lẫn chút máu của chim. Huyết yến rất hiếm nên nhiều người ưa chuộng, do đó giá tiền đắt hơn nhiều.

Theo Đông y, yến có vị ngọt, tính bình, đi vào hai kinh phế và vị. Yến được dùng để bồi bổ sức khỏe, chữa hen suyễn, suy nhược phổi, thổ huyết, ho lao, sốt cơn, tráng dương, lợi tiểu tiện. Một vài tác giả y học cổ truyền còn nói là yến có thể sử dụng để phòng chống HIV hoặc ung thư. Tuy nhiên hiện nay cũng chưa có nghiên cứu có tính cách khoa học nào để tìm hiểu coi xem yến có tác dụng trị bệnh hay không.

Trước đây, Yến được dùng như thực phẩm trong các bữa ăn cung đình, vương giả, nhà giầu có. Nhưng ngày nay, chim được nuôi nhiều nên yến khá phổ thông trong dân chúng.

Yến có một số chất đạm như protein, tryptophan, arginin, cystein và vài khoáng chất như calcium, phosphore. Như vậy yến cũng có một số chất dinh dưỡng. Nếu muốn, cô có thể nấu để cụ nhà dùng, nhưng nên mua yến ở nơi nào mà mình tin cậy là chính hiệu tốt. Và nên cho bác sĩ đang chăm sóc sức khỏe cho cụ biết, để coi xem có tác dụng qua lại với các thuốc mà cụ nhà đang uống. Vả lại, yến cũng đắt lắm thì phải. Nếu là tôi, tôi uống sữa tươi hoặc Ensure, chắc chắn là bổ dưỡng hơn mà lại an toàn và chi phí vừa phải.

Chúc cô vui mạnh.

VẤN ĐỀ KÍCH THƯỚC!

Hỏi

Cháu năm nay 22 tuổi, đang ở độ tuổi yêu đương và thèm khát.

Nhưng cháu không ngờ rằng "cậu bé và 2 viên bi" chỉ bé tẹo teo bằng cậu học sinh lớp 2. Cháu có cảm giác như cuộc đời cháu đã chết đi một nửa rồi. Cháu chợt nhớ đến những quảng cáo vẫn nhận trong mailbox. Theo như những quảng cáo này thì nếu dùng thuốc viên của họ dương vật sẽ to và dài ra, đồng thời khả năng sinh lý cũng mạnh mẽ hơn. Xin được phép hỏi: Điều đó có đúng sự thật không? Có phản ứng phụ gì không? Có quá nhiều hãng, Mỹ lẫn Việt, sản phẩm của hãng nào đáng tin cậy?

Kính xin bác sĩ cho cháu phải làm gì? Có cần giải phẫu làm to hay không?

Đáp

Cháu ơi,

Cháu không cho biết "cậu bé và 2 hòn bi" của cháu nhỏ bé tẹo teo như học sinh lớp 2, là nhỏ như thế nào mà đến nỗi cháu đã cảm thấy cuộc đời đã chết đi một nửa như vậy! Liệu nó có ngắn ngủn như quả ớt hiểm khi nghỉ ngơi và khi gồng mình làm việc thì cũng bằng quả mướp non chết rét. Cháu thử đo xem nào.

Bác xin góp ý kiến với cháu về chuyện này nhé.

Theo các nhà chuyên môn y học, dương cụ khi cương mà dài khoảng 5-6 cm cũng đủ xài rồi. Kích thước của cơ quan sinh dục không ảnh hưởng nhiều lắm với sự thỏa mãn tình dục, miễn là người đó cương dương, có xuất tinh và có khoái cảm. Mức độ kích thích tố nam testosterone mới là yếu tố tạo ra ham muốn tình dục.

Ngoài ra, sự nhỏ to chú bé là do di truyền, hoạt động của các cơ quan nội tiết cũng như do dinh dưỡng. Có người nói nhỏ to cũng là do bà mụ nặn sao thì nó là vậy. Đêm qua bà ta thỏa mãn thì vui tay cho thêm tí thịt tí mỡ vào cho nó "hoành tráng"; mà đêm qua thất vọng thì "cho mày nhỏ cho biết tay bà".

To nhỏ không làm ta mạnh hơn và cũng không làm bạn đường hớn hở hơn, vì phần sensitive của các bà nằm ngay ngoài cửa, chứ không ở hậu cung, cho nên cần chi dài ngắn. Dài quá lại thốn đau cho đối tượng.

- Dinh dưỡng đầy đủ giúp cơ thể nói chung tăng trưởng tốt, kể cả chú bé. Chứ chả có thần dược nào làm nó bự. Những thuốc mà cháu nói thì bác chưa dùng, "vì tri túc tiện túc", nên không có kinh nghiệm. Thị trường tự do thì anh nào "khoe" giỏi anh ấy ăn tiền chứ Ta với Mỹ đôi khi cũng "không trong sáng" như nhau: tiền là trên hết.

- Còn cái khả năng sinh lý mạnh hay yếu thì tùy thuộc ở nòi giống mình, cấu tạo cơ thể mình, sức khỏe thể chất và tinh thần mình cũng như tùy thuộc "tài nghệ" mình. Và sự hợp tác của đối tượng. Nhởn nhơ "bốn món ăn chơi", lãng mạn đôi điều thì nó lâu hơn, thỏa mãn hơn. Chứ giục như giục tà thì làm sao mà mạnh được.

Cái chuyện thuốc làm DV to và dài này thì cũng nhiều độc giả và thính giả nêu ra với bác sau khi họ đọc những quảng cáo như cháu nói. Và chuyện nhỏ to cũng là điều mà nhiều người liền ông quan tâm, nhưng một số lại bảo "chúng tôi hỏi là chỉ muốn làm vui lòng quý bà mà thôi".

Phẫu thuật có thể giải thoát phần dương vật nằm ngầm trong da và nó cũng chỉ dài ra thêm một chút mà thôi.

Trở lại trường hợp bé tẹo teo của cháu, bác đề nghị cháu đi bác sĩ, để khám coi xem cơ quan sinh dục của cháu có bất thường về cấu tạo dương cụ đồng thời thử máu coi xem testosteron có thiếu hay không, rồi từ đó "xử lý".

Chúc cháu mạnh dạn tự tin yêu đời và hùng dũng "hành xử" hợp lý thú vui tình dục.

CHÍCH NGỪA CÚM

Hỏi

Cám ơn bác sĩ đã mách giúp bà con người mình trên tuần báo Trẻ về cách bảo vệ sức khỏe. Nay tôi có việc này, muốn hỏi bác sĩ. Tôi năm nay 68 tuổi. Từ ngày sang Mỹ tới nay tôi chưa bị cúm bao giờ và cũng chỉ chích ngừa cúm có hai ba lần gì đó. Năm nay thì sức khỏe cũng hơi kém, hay bị ho cảm. Trước đây khi còn ở trong quân đội Việt Nam Cộng Hòa mình thì tôi cũng hút thuốc lá, nhưng bỏ hút lâu rồi. Các cháu cứ giục đi chích ngừa. Vậy theo bác sĩ, liệu tôi có nên chích không và liệu chích có phản ứng không. Cảm ơn bác sĩ.

- Mr Lan Nguyen

Đáp

Thưa ông,

Chúng tôi cũng được nhiều thân hữu nêu ra thắc mắc tương tự như thắc mắc của ông. Vậy thì nhân dịp này chúng tôi xin gởi tới ông cũng như bà con đồng hương, đặc biệt là với quý vị cao niên, mấy điều cần để ý về việc chích ngừa cúm.

Nhắc lại là bệnh Cúm hoặc Flu thường xuất hiện vào mỗi mùa Đông tại Bắc Mỹ chúng ta. Người cao tuổi thường dễ dàng bị bệnh Flu, một bệnh truyền nhiễm dễ lây lan khiến cho nhiều bệnh nhân phải vào bệnh viện điều trị cũng như bị thêm bệnh sưng phổi. Vậy thì ta phải làm gì để đối phó? Thưa, cần chích ngừa Cúm.

Cơ quan Phòng bệnh CDC của Hoa Kỳ đề nghị những người như sau cần chích ngừa Cúm:

- Mọi người từ sáu tháng tuổi trở lên;
- Những người vì nghề nghiệp dễ mắc hay truyền bệnh cúm như nhân viên các cơ sở y tế, nhà dưỡng lão;
- Những người mà bệnh cúm có thể gây nhiều tử vong, như đã có các bệnh kinh niên về tim, phổi, ho suyễn, tiểu đường, bệnh kinh niên về thận;
- Người mắc bệnh xơ gan vì nghiện rượu;
- Người suy yếu miễn dịch như ung thư máu, đang chữa ung thư bằng phóng xạ, hóa chất.
- Phụ nữ đã có thai từ ba tháng trở lên cần được chích ngừa cúm với loại siêu vi trùng đã làm giảm cường lực.

Sau đây là một số thắc mắc mà nhiều vị cao niên như bác thường nêu ra về việc chích ngừa Flu trong năm nay:

1- Dù tuổi cao nhưng chưa bao giờ tôi chích ngừa cúm và cũng chưa bao giờ bị cúm, liệu tôi có sợ bị cúm năm nay không?

- Câu trả lời là "có". Bất cứ ai cũng có thể bị cúm, mà người cao tuổi lại có nhiều rủi ro bị bệnh cũng như có các biến chứng trầm trọng hơn. Cúm là bệnh nhiễm trùng thường thấy của bộ máy hô hấp, dễ dàng lây lan từ người này sang người khác trong khi ho, hắt hơi hoặc tiếp xúc với nước tiết từ mũi, miệng bệnh nhân.

2- Vậy thì người già chúng tôi phải làm gì để tránh cúm cũng như biến chứng của cúm?

- Chích ngừa cúm là cách hữu hiệu nhất để khỏi bị cúm. Đồng thời cũng nên phòng tránh với các cách khác như che miệng khi ho, hắt hơi, rửa tay, đừng tới gần người bị cúm. Nhưng chích ngừa cúm vẫn là biện pháp hữu hiệu nhất.

3- Chích ngừa như thế nào?

- Người từ 65 tuổi trở lên có 2 cách chích ngừa: chích với vaccine cổ điển hoặc loại vaccine mạnh hơn dành cho người tuổi cao mà sức miễn dịch với bệnh đã suy yếu nhờ đó họ sẽ có sức chống sự xâm nhập của virus cúm mạnh mẽ hơn.

4- Những ai không nên chích ngừa cúm?

Không chích Flu nếu:

- Đã bị phản ứng với trứng vì vaccine được chế biến với dung dịch từ trứng;
- Trước đây đã bị phản ứng mạnh với vaccine ngừa cúm.

5- Bao giờ thì chích ngừa?

- Chích ngừa ngay khi nào vaccine đã được đưa ra thị trường. Hỏi bác sĩ gia đình hoặc các pharmacy. Thường thường phải cần khoảng 3 tuần lễ sau khi chích để cơ thể có đủ thì giờ tạo ra tính miễn dịch. Nếu không có cơ hội chích bây giờ, thì có thể chích trong mùa cúm, cũng vẫn còn tốt hơn là không chích.

6- Bạn tôi mới chích ngừa cúm năm ngoái, liệu có cần chích lại không?

- Có chứ. Lý do là mỗi năm virus gây ra cúm để thay đổi cấu trúc cho nên vaccine ngừa cúm năm ngoái không công hiệu với virus cúm năm nay. Thuốc ngừa cúm được bào chế lại mỗi năm tùy theo loại virus gây bệnh cúm. Ngoài ra, công hiệu của vaccine ngừa cúm giảm dần với thời gian, cho nên hàng năm phải chích lại.

7- Ngoài phòng khám bệnh của bác sĩ, tôi có thể chích ngừa cúm ở đâu?

- Ta có thể chích ngừa cúm ở các pharmacy, bệnh viện, phòng khám ngoại chẩn, siêu thị.

8- Liệu chích ngừa cúm có làm cho tôi bị cúm không?

- Không đâu, vì vaccine không có virus còn sống mà đã được giảm độc tính hoặc chết, cho nên không gây ra bệnh cúm.

9- Liệu Medicare có trả cho tôi chi phí chích ngừa Cúm không?

- Có. Medicare trả chi phí cho chích ngừa cúm.

Coi vậy thì tôi đề nghị với Ông là nên đi chích ngừa, cho chắc ăn. Kẻo mà chẳng may lại bị "ông Cúm Bà Co" tới thăm thì lại bị đo giường mất vài tuần, mất dịp vui bù khú với bà xã, bạn bè cũng như các cháu nội ngoại, chúng tạm hoãn tới gần mi ông, vì ông không muốn chúng bị lây bệnh Cúm. Chích Cúm không đau đâu, như kiến đốt ấy mà.

ĐAU GAN BÀN CHÂN

Hỏi

Cháu tên Vân, 46t, làm nghề cắt tóc được 4 năm. Không biết có phải do thường đứng cắt tóc nhiều giờ trong ngày hay không mà da ở dưới gan bàn chân của cháu mỗi ngày mỗi dày hơn (trước khi cháu làm nghề tóc thì không bị như vậy) và nó thường bị đau ở gan bàn chân, nhột và nhói nhói. Ban ngày thì đau ít nhưng ban đêm khi cháu nằm lên giường ngủ nó thường đau nhiều hơn, nó thường nhói đau giống như kim chích. Cháu không đau hết nguyên gan bàn chân mà chỉ đau 1/3 của bàn chân, tính từ đầu ngón chân xuống (không nhói đau ở giữa gan bàn chân & gót chân) mỗi lần đau cháu thường dùng các móng tay, cấu chặt vô chỗ đau thì bớt đau một ít. Thỉnh thoảng cháu ngâm chân vô nước ấm có pha ít muối, rồi chà gan bàn chân cho da mỏng đi.

Cháu có đọc báo của bác sĩ nói là đau ở gan bàn chân sẽ bị bệnh thần kinh, cháu sợ lắm, cháu không biết trường hợp cháu có giống vậy không?

Bác sĩ hãy giúp cháu, nên uống thuốc gì và làm gì để chân không bị đau nữa, mỗi ngày cảm giác đau nhiều hơn, cháu sợ lắm, xin giúp cháu.
- Van Tran

Đáp
Chào cô Vân,
Không chỉ mình cô mà nhiều đồng hương người mình làm nghề nail, nghề tóc cũng than phiền với chúng tôi về vấn đề đau chân này. Vì đây cũng là một rủi ro cho sức khỏe liên quan tới nghề nghiệp đã được giới y khoa công nhận.

Đứng trên hai chân là nhiệm vụ tự nhiên của bộ phận này. Con người không thể ngồi hoặc nằm suốt ngày mà còn phải đi lại, chạy nhảy, làm công việc này việc kia cũng như là di chuyển gần xa. Hai bàn chân giúp ta thực hiện những công việc đi đứng đó.

Nhưng đứng liên tục trong một thời gian quá lâu thì cũng trái với luật thiên nhiên của tạo hóa. Vì đứng lâu cơ bắp cũng mỏi mệt căng cơ chân cũng sưng cũng nhức, tĩnh mạch chân cũng dãn nở chứa nhiều máu có thể đưa tới tăng rủi ro bệnh tim mạch, tai biến não; thoái hóa cột sống với thắt lưng cũng đau, vai cũng mỏi, khớp xương đầu gối, xương hông bị tổn thương và cũng đau nhức toàn thân. Nhiều nghiên cứu còn cho hay, liên tục đứng lâu cũng đưa tới khó khăn cho sự mang thai, thậm chí hư thai... Trường hợp này thường xảy ra cho những người làm nail, làm tóc, bán hàng... Họ phải đứng liên tục để hoàn tất nhiệm vụ của mình.

Trở lại trường hợp của cô đứng cắt tóc cả giờ cho nên đau ở đầu bàn chân. Như tôi nói ở trên, chuyện đau chân của cô là do việc làm mà ra. Chắc là cô chưa có ý định chuyển sang nghề khác, cho nên tôi gợi ý với cô một vài phương thức để giảm đau bàn chân.

- Cô nâng cao ghế ngồi của khách cao lên một chút để cô không phải cúi mình xuống trong khi làm tóc;

- Nếu có thể (nhưng tôi nghĩ là hơi khó mà thực hiện được), cô ngồi trên một cái ghế để làm tóc cho khách được không. Ngày xưa tôi thấy có người cũng làm như vậy.

- Trong khi làm tóc, mình có thể thay đổi vị trí đứng của hai bàn chân: thay phiên nhau nghỉ tức là đứng trên một bàn chân.

- Tránh cúi mình, vặn vẹo mình cũng như vươn mình quá xa;

- Làm xong một bộ tóc, ngồi nghỉ với hai chân nâng cao trong vài ba phút để cơ bắp xương khớp thư giãn;

Chiều về nhà, ngâm bàn chân trong nước ấm mươi mười lăm phút và thoa bóp;

- Uống vài viên ibuprofen để giảm đau.

Cô cũng nên coi lại đôi giày đi trong khi làm việc.

Mang giày vừa vặn, không làm thay đổi hình dáng bàn chân;

- Gót giày ôm khít với gót chân nếu không gót chân sẽ di động, gây ra đau;

- Mũi giày thoải mái để ngón chân có thể cọ quậy, khỏi đau vì gò bó;

- Mua thêm lót giày để nâng đỡ cung bàn chân, nếu không chân sẽ nằm phẳng trên mặt đất khiến cho đau;

- Cột chặt dây giày để chân không trượt qua trượt lại;

- Không nên mang giày mỏng sát đất hoặc giày với gót cao quá 5 cm,

Nếu có thể, cô nên tới bác sĩ chuyên về bàn chân podiatrist, xin làm một đôi giày riêng cho cô.

Cũng không nên đứng quá lâu trên nền ciment cứng ngắc hoặc sàn xốp mà trên sàn gỗ, sàn cao su.

Hy vọng những góp ý trên đây có thể giúp cô giảm đau đôi bàn chân khi làm nghiệp vụ của mình.

SA BỌNG ĐÁI

Hỏi

Cháu 42 tuổi bị bệnh tiểu đường cách đây 4 năm. Bác sĩ nói cháu bị prolapse, nhưng không nói prolapse tử cung hay gì. Cháu tưởng mình prolapse tử cung nhưng uống thuốc hoài không hết. Mới đây cháu đi khám về pap smear thì bác sĩ nói cháu không bị prolapse tử cung mà là prolapsed bladder. Có cách nào chữa khỏi không, xin bác sĩ chỉ giùm cháu.

Đáp

Chào cô Ánh,

Thôi thì tôi cứ coi như cô bị prolapsed bladder đi và xin trả lời vào bệnh này.

Sa bọng đái là trường hợp trong đó bọng đái rớt vào dạ con, vì các cơ bắp nâng đỡ bọng đái bị yếu. Bọng đái sa xảy ra khi áp suất trong ổ bụng tăng như là khi quý bà rặn đẻ, khi người bị táo bón phải ngồi rặn để đi cầu hoặc là khi ho quá mạnh, nâng nhấc vật quá nặng. Bệnh nhân cảm thấy như bụng dưới của mình hơi cộm cộm và nếu bọng đái sa quá sâu xuống âm hộ, có thể lòi ra ngoài và khi ngồi họ có cảm giác như ngồi trên một quả trứng. Bọng đái lúc nào cũng như đầy nước tiểu, có thể dễ bị nhiễm trùng và đau khi đi tiểu.

Trường hợp sa nhẹ thì cứ để theo dõi. Nặng hơn thì bác sĩ có thể đặt một cái vòng gọi là Pessary vào trong dạ con để đỡ bọng đái lên. Bác sĩ sẽ hướng dẫn cho bệnh nhân cách lấy vòng ra để rửa rồi lại đặt vào và làm vài lần là quen đi.

Ngoài ra bệnh nhân cũng có thể được bác sĩ hướng dẫn cách tập để làm các bắp thịt hốc xương chậu mạnh hơn và như vậy có thể nâng dạ con, bọng đái và ruột. Đó là phương pháp tập Kegel, như sau:

Bệnh nhân nhín co các bắp thịt mà thường ta sử dụng để nín đái. Co giữ khoảng 5 giây, nhả ra thư giãn 5 giây rồi lặp lại mươi lần. Sau đó tăng lên mười giây. Ngày tập dăm lần, kết quả rất khả quan.

Bác sĩ cũng có thể cho dùng estrogen để giúp cơ vùng xương chậu mạnh hơn.

Nếu các phương thức trên không mang lại kết quả thì có thể giải phẫu để nâng các bộ phận nâng đỡ bọng đái, dạ con, giảm sa tử cung và bọng đái.

Đây chỉ là góp ý để cô có thêm hiểu biết về hoàn cảnh của mình chứ không phải để chữa bệnh. Cô cần hợp tác với bác sĩ để tìm ra phương thức điều trị thích hợp.

Trong khi chờ đợi, nên tránh táo bón để khỏi rặn khi đi cầu, tránh nâng nhấc các vật nặng; chữa bệnh ho để tránh ho sù sụ, giảm vài cân nếu quá ký và thư giãn yêu đời.

Còn bệnh tiểu đường thì tiếp tục dùng thuốc hạ đường huyết mà bác sĩ đã cho, đồng thời giữ gìn ăn uống và năng vận động cơ thể.

BỆNH LIÊN CẦU LỢN

Hỏi

Tôi vừa mới ở Việt Nam về và tôi sợ quá. Bên đó họ nói tới mấy bệnh như vi trùng ăn óc, rồi liên cầu lợn, khiến cho tôi chẳng dám đi chơi xa và cũng chẳng dám ăn uống vì sợ bị lây bệnh. Bác sĩ có thể giải thích về các bệnh này như thế nào được không và bệnh có nguy hiểm không nhé. Cảm ơn bác sĩ nhiều.
- Mr Bắc (San Antonio)

Đáp
Chào ông Bắc,

Vâng, đúng như ông nói, bên nhà dạo này cũng có nhiều bệnh lạ lắm cơ, nhất là những bệnh gây do thực phẩm nhập cảng từ quốc gia hàng xóm nói là "lạ" nhưng rất ư là quen thuộc.

Đó là Trung cộng. Không lạ vì dân chúng của họ ra vào VN như chỗ không người, buôn bán làm việc tự do, kể cả mở phòng mạch khám chữa bệnh đồng thời lại xuất cảng vào nước ta đủ loại thực phẩm từ trái cây tới thịt cá bánh kẹo... lẫn nhiều chất độc hại. Cứ đà này thì dân mình sẽ trở thành những sinh vật tẩm hóa chất mất...

Trở lại với các bệnh mà ông vừa nói tới, thực ra cũng không đến nỗi lạ cho lắm. Chúng vẫn xảy ra từ lâu rồi tại quê hương mình. Bệnh Liên cầu lợn ở người đã được cơ quan y tế Việt nam xác định là do bà con ăn tiết canh lợn bị bệnh mà ra.

Số là những con heo khi nuôi trong điều kiện thiếu vệ sinh, chuồng chật hẹp lại quá đông, không có nước tẩy rửa, chúng cũng bị mắc nhiều bệnh khác nhau, trong đó có một loại vi khuẩn gọi là Liên cầu lợn. Vi khuẩn có nhiều trong nội tạng và mũi miệng của heo. Phân, nước tiểu, máu cũng như nước tiết cơ thể đều có chứa nhiều vi khuẩn này.

Bệnh từ heo rất dễ dàng lây lan qua người khi ta tiếp xúc với chúng. Chúng có thể xâm nhập cơ thể con người qua da, qua mũi miệng đặc biệt là khi ta tiêu thụ thịt heo bị bệnh mà không được nấu chín cũng như món tiết canh từ lợn bị bệnh là chứa rất nhiều vi khuẩn gây bệnh. Nom một đĩa tiết canh đỏ tươi với những miếng gan, miếng sụn, hạt đậu phọng rang kèm theo mấy lá húng xanh xanh, thì quả tình hết sức là hấp dẫn, lại nhậu với một cút rượu đế hoặc ly Black Label thì hết sẩy. Nhưng thưa ông, nhậu xong đĩa tiết canh nhiễm trùng đó, nhiều người cũng dễ 2/50 lắm. Họ bị nóng sốt, đau nhức toàn cơ thể, ói mửa, có dấu hiệu nhiễm huyết đưa tới xuất huyết, hôn mê nếu không được cứu chữa kịp thời. Vấn đề là nhiều người bị trúng độc như vậy lại không để ý cho nên khi được mang vào bệnh viện thì đã quá trễ. Khám phá ra sớm, bệnh do liên cầu lợn có thể chữa khỏi với kháng sinh và truyền dịch cấp cứu hỗ trợ.

Một thắc mắc được nêu ra là, tại sao ngày xưa các cụ ta vẫn ăn tiết canh heo, vịt, dê..."vô tư" mà đâu có bị bệnh gì. Thì xin thưa rằng, ngày xưa ta nuôi gia xúc có tính cách gia đình. Nhà nào cũng có một bầy gà thả ra vườn nhặt sâu bọ, hạt gạo rơi vãi mà ăn, cho nên chúng sống thoải mái, sạch sẽ, thịt dai ngon. Lâu lâu cũng có vài con bị "toi" là các cụ làm thịt nấu chín "xực" ngay, nên bệnh ít lây lan. Heo cũng vậy, chỉ dăm ba con trong chuồng được chăm sóc nuôi dưỡng sạch sẽ, cho nên cũng ít

bệnh. Chứ ngày nay nuôi theo kiểu công nghệ từng đàn trong phòng chật chội cho nên khi một con bị bệnh là bệnh lan ra cho cả đàn.

Để tránh bệnh gây ra do liên cầu lợn thì cũng giản dị thôi. Ông nên nhắc nhở bà con ở nhà tránh tiếp xúc với heo bị bệnh, không mua thịt heo có màu đỏ bất thường, không ăn thịt heo chưa nấu chín. Và nếu đang mùa dịch bệnh liên cầu ở heo thì tạm thời ngưng tiêu thụ món tiết canh, lòng lợn một thời gian, chờ hết dịch.

Bệnh amip ăn não thì rất hiếm, ở VN mới chỉ có 2 ca được báo cáo.

Đúng ra, bệnh gây ra do một loại vi khuẩn đặc biệt sống trong nước dơ bẩn như sông hồ ao lạch. Khi tắm trong môi trường đó, người bị sặc nước thì vi khuẩn có thể xâm nhập mũi, rồi lên não và gây ra viêm não. Vi khuẩn sẽ tiêu hủy tế bào não và đưa tới tử vong cho nạn nhân.

Bệnh này khá hiếm và ngay cả ở bên Mỹ này cũng có vài chục trường hợp bệnh như vậy.

Để tránh bệnh thì không nên tắm rửa bơi lội trong nguồn nước nghi là không sạch sẽ an toàn.

Trên đây là mấy hiểu biết về các bệnh mà ông thắc mắc e ngại. Ông có thể thông báo cho bà con bên nhà hay, để có thể phòng tránh những bệnh này.

Chúc ông và gia đình luôn luôn vui mạnh.

BỆNH VỀ TIM

Hỏi

Tôi có thắc mắc nhờ bác sĩ giải thích phân biệt giữa các chứng bệnh về tim: Heart attack là gì? Coronary heart disease là gì? Heart failure là gì? Chest pain, angina là gì? Stroke, đột quỵ là gì? Hiện tôi bị chest pain thường xuyên, bác sĩ cho uống: 1. Metoproloh 25mg tab; 2. Isosorbide 10 mg, 3. Plavix 75 mg, 4. Aspirine 325 mg, 5. Crestor 10 mg.
Đôi khi tim nhói nhiều, uống Nitrustat, bệnh không nhẹ muốn bác sĩ cho lời khuyên.

Đáp
Thân gửi ông Giao,

Sau đây là giải thích mấy câu hỏi của ông về bệnh:

a- Heart failure là bệnh Suy Tim.

Tim có nhiệm vụ đưa máu chứa oxygen đi nuôi cơ thể. Mỗi lần tim co bóp, máu được đưa vào động mạch.

Trong trường hợp tim bị suy yếu, sức co bóp của tim không còn mạnh như trước, do đó chỉ có một lượng nhỏ máu được đưa ra động mạch, số máu còn lại dội ngược lên phổi và gan, gây ứ đọng. Bệnh nhân bị khó thở kể cả khi nằm và sưng phù chân. Nguyên nhân chính gồm có cao huyết áp, bệnh van tim mãn tính, loạn nhịp tim, huyết khối động mạch vành. Trị liệu bằng nghỉ ngơi, thuốc lợi tiểu, thuốc trợ tim, đôi khi phẫu thuật.

b- Coronary artery disease là Bệnh Động Mạch vành.

ĐMV là mạch máu cung cấp dưỡng chất và oxygen để nuôi các tế bào của trái tim. Khi tế bào tim không nhận đủ dưỡng khí chúng sẽ bị hư hao, tổn thương. Nguyên nhân gây ra bệnh ĐMV là sự tắc nghẽn do chất béo đóng lên thành động mạch. Bệnh nhân sẽ cảm thấy đau trước ngực chest pain hoặc angina. Chữa bằng thuốc làm mở động mạch hoặc thông tim, by-pass và thay đổi nếp sống: giảm chất béo, vận động cơ thể, tránh mập phì và căng thẳng tâm lý.

c- Stroke hoặc Đột quỵ là trường hợp trong đó số lượng máu nuôi tế bào não bộ đột nhiên bị cắt giảm, đưa tới sự chết của các tế bào đó. Nguyên nhân chính là do huyết cục ngăn máu tới não hoặc do mạch máu não bị đứt. Đây là trường hợp cấp cứu cần được đưa tới bệnh viện tức thì để cứu chữa. Dấu hiệu báo động có thể là đột nhiên nhức đầu, giảm thị lực hoặc nhìn một vật thành hai, nói lơ lớ, không hiểu lời nói của người khác, ngơ ngác không biết mình ở đâu, giờ nào, tê tê ở miệng, ngực và cánh tay, đi đứng không vững.

Trường hợp của ông: nên tới bác sĩ chuyên về bệnh tim mạch để được làm thêm xét nghiệm rồi điều trị tới nơi tới chốn. Trong khi đó, ông có thể tiếp tục các thuốc mà bác sĩ đã cho toa. Các thuốc này có mục đích làm động mạch giãn mở để máu lưu thông dễ dàng.

THUỐC BỔ

Hỏi

Tôi năm nay 65 tuổi. Nhiều người nói nên uống thêm các antioxidant để tránh bệnh tật và sống lâu. Có đúng không đấy bác sĩ nhỉ? Xin bác sĩ cho tôi biết oxidant là gì và công dụng của chúng như thế nào. Rất lấy làm cảm ơn bác sĩ.

- Nguyễn Như Tùng (San Antonio).

Đáp

Thưa ông Tùng,

Phải nói rằng phong trào uống antioxidant đang rất là phổ biến. Gặp nhau là các cụ đều hỏi nhau về antioxidant này antioxidant kia. Ít nhất mỗi cụ cũng uống một hoặc hai loại. Đó là do truyền tai nhau hoặc thu lượm kiến thức qua truyền thông, báo chí.

Antioxidant là những chất gì?

Thực ra đó cũng chỉ là những chất dinh dưỡng thường có sẵn trong thực phẩm mà ta dùng hàng ngày. Các antioxidant thường được nhắc nhở tới là sinh tố C, sinh tố E, Beta Carotene. Beta Carotene là tiền thân của sinh tố A. Theo kết quả của một số nhà nghiên cứu thì antioxidant, tiếng Việt gọi là chất chống oxy hóa, là chất có thể ngăn chặn phản ứng của một vài thực phẩm với oxygen. Tác dụng này rất quan trọng vì nhiều thực phẩm bị đổi mầu hoặc hư thối vì sự oxy hóa.

Trong cơ thể thì một số các nhà nghiên cứu nói rằng antioxidant có thể ngăn chặn tác hại của các phần tử gọi là gốc tự do (Free Radical). Trong sinh hoạt bình thường, tế bào tạo ra các gốc tự do. Đây là các phân tử thiếu một điện tử (electron). Để có số điện tử chẵn, gốc tự do tấn công chiếm đoạt điện tử các phân tử khác và gây ra một loạt những tổn thương cho tế bào mà kết quả là các bệnh thoái hóa, ung thư... Các nhà nghiên cứu cho rằng trong bệnh tim mạch, khi bị oxy hóa thì cholesterol xấu LDL gây ra tổn thương cho lớp lót của mạch máu. Antioxidant sẽ ngăn chặn sự oxy hóa của LDL bằng cách vô hiệu hóa gốc tự do. Trong các bệnh ung thư, antioxidant cũng giảm nguy cơ của nhiều loại. Antioxidant làm bớt sự vẩn đục của thủy tinh thể và tránh được bệnh cườm mắt.

Do đó nhiều người uống thêm antioxidant.

Nhưng một số chuyên gia y tế lại dè dặt hơn. Họ không khuyến khích việc uống thêm một lượng quá cao antioxidant, vì:

a- Chưa có chứng minh khoa học cũng như lâm sàng về sự công hiệu của antioxidant để giảm thiểu bệnh kinh niên;

b- Không biết rõ hậu quả xa của các antioxidant khi dùng liều lượng cao;

c- Chưa biết rõ số lượng antioxidant cần thiết để phòng ngừa bệnh.

Thành ra, theo các nhà dinh dưỡng, ăn uống đầy đủ, cân bằng các chất dinh dưỡng là tốt rồi. Hà cớ chi phải đi mua những antioxidant do tổng hợp hóa chất, vừa tốn tiền mà vừa không biết công hiệu ra sao. Tuy nhiên, nếu muốn chắc ăn, ông có thể ra pharmacy mua các loại này và coi kỹ hướng dẫn để uống.

UỐNG NƯỚC

Hỏi

Tôi biết là nước cần thiết cho ta, nhưng lại hay quên, ngày có khi chỉ uống hai ba ly nước. Như vậy chắc là không đủ đâu bác sĩ nhỉ. Bác sĩ có cách nào để nhắc nhở không. Và nếu uống ít nước thì sẽ ra sao.
Tôi cám ơn bác sĩ.
- Lê Thủy (Sachse)

Đáp
Thưa bà,
Cảm ơn bà đã nêu ra câu hỏi rất ư là thực tế này, vì cũng khá nhiều bà con đồng hương mình ý thức rằng cần phải uống nước đầy đủ, như lời khuyên của bạn bè hoặc các bác sĩ, nhưng lại cứ hay quên, ít uống. Thực ra chẳng phải chỉ người mình hay quên mà dân bản xứ cũng vậy. Vì thế cho nên hàng ngày các nhà dinh dưỡng vẫn thường phải nhắc nhở mọi người.

Sau đây chúng tôi xin gửi tới bà

và độc giả tuần báo Trẻ mấy mẹo vặt để uống nước đầy đủ.

1-Luôn luôn kè kè bên mình một chai nước để khi uống, là có sẵn, khỏi phải mất công tìm kiếm.

2-Nếu hay quên và nếu có thể, mang một đồng hồ báo hiệu mỗi đầu giờ để nhắc nhở uống nước.

3-Nhỏ vài giọt nước chanh vào chai nước để có thêm chút hương vị thơm thơm, dễ uống.

4-Nhiều người thấy uống nước lạnh hấp dẫn hơn. Nếu không thích nước lạnh thì hâm hơi ấm một chút. Nước ấm có hương vị khác và có thể làm dịu cuống họng.

5-Có thể ăn một miếng bánh hơi mặn trước khi uống một ly nước. Vị mặn làm miệng khô khô, tăng cảm giác khát, cần nước.

6-Có thể ngậm đá cục để có nước, nhưng đừng nhai kẻo lại hư răng.

7-Mỗi lần đi qua một vòi nước máy trong sở làm, ghé miệng uống vài ngụm.

8-Nếu không thích hương vị của nước, có thể uống với một ống hút. Nước sẽ ít tiếp xúc với lưỡi và chạy thẳng xuống họng.

9-Cũng chẳng cần mua loại nước chai quá đắt, nhiều công ty sản xuất nước chai khuếch đại là nước máy không tốt. Lọc nước máy với đồ lọc là quá an toàn. Thường thường, chỉ cần nước chai khi tới các quốc gia đang trên đường phát triển.

10-Ăn nhiều rau, trái cây cũng chứa nhiều nước: chuối có 70% nước, táo 80%, cà chua, dưa hấu 90%, rau sà lách 95% nước.

Ngoài ra, cũng xin bà và độc giả lưu ý mấy điểm sau đây:

1-Trong khi uống nước là cần thiết, nhưng nếu uống quá nhu cầu hoặc quá sự chịu đựng của cơ thể lại là điều không tốt, đôi khi ngộ độc nước.

2-Bệnh nhân tim mạch, cao huyết áp, phù nề bàn chân cần tránh uống quá nhiều nước.

3-Nếu có bệnh thận, nên hỏi ý kiến bác sĩ trước khi uống thêm nước.

4-Không nên uống nhiều nước trong khi ăn. Nước sẽ làm loãng dung dịch acid, dịch vị và enzym trong dạ dày, gây ra chậm tiêu hóa.

5-Uống nhiều nước có thể khiến cho ta phải thức giấc nửa đêm để đi tiểu, gây ra gián đoạn cho giấc ngủ. Có thể tránh bằng cách giảm tiêu thụ nước mấy giờ trước khi đi ngủ và đi tiểu trước khi lên giường.

Còn e ngại mà bà nêu ra là liệu ít uống nước thì hậu quả ra sao, thì xin thưa rằng uống quá ít sẽ gây ra một số khó khăn cho sức khỏe như táo bón, ít tiểu tiện, da khô, dễ nhiễm trùng đường tiểu tiện, chóng mặt, mất định hướng và nếu uống quá ít có thể bị hôn mê.

Mỗi ngày tiêu thụ khoảng 1.5 lít nước là đủ. Số lượng này bao gồm nước lã, nước trong rau, trái cây và nước canh trong bữa cơm.
Chúc bà và gia đình vui mạnh.

ĐAU LƯNG

Hỏi
Chào bác sĩ Ý Đức,

Tôi cứ hay bị đau lưng, nhất là khi nào phải khuân vật nặng hoặc bế mấy đứa cháu. Bác sĩ có thể cho biết tại sao lại đau như vậy và có nặng không. Có cần đi khám bệnh hay là uống mấy viên aspirin là đủ?
Cảm ơn bác sĩ nhé.
- Peter Phạm

Đáp
Chào ông Peter,

Đau lưng là một chứng bệnh rất thường xảy ra ở những người trưởng thành. Thống kê cho hay có tới 85% dân chúng bị đau lưng ít nhất là dăm ba lần trong cuộc đời, đặc biệt là người làm công việc khuân vác nặng nhọc. Ở Mỹ, chi phí chữa đau lưng có khi tốn cả nhiều tỷ mỹ kim hàng năm.

Đau lưng thường hay xảy ra ở phần ngang thắt lưng, là nơi chịu sức nặng của cơ thể nhiều nhất. Nguyên nhân thông thường gây ra đau lưng gồm có:

- Căng cơ bắp - dây chằng ở thắt lưng trong các hoàn cảnh như mập phì, có thai, người cao tuổi ít vận động, nâng mang vật nặng mà lại dùng sức mạnh của lưng, tư thế không ngay thẳng, nhiều xúc động mạnh...

- Thoái hóa đĩa đệm

- Viêm mặt khớp xương sống

Nhiều trường hợp phụ nữ với nhũ hoa quá khổ cũng gây ra đau lưng vì lưng chịu một sức nặng ngoài khả năng.

Người cao tuổi thường hay bị đau lưng vì sự thoái hóa cột sống, cơ bắp dây chằng lỏng lẻo, đốt cột sống dễ bị nghiêng vẹo, đè vào dây thần kinh não tủy, gây ra đau. Với các bác, chỉ khom khom di chuyển một chậu cây cảnh hoặc cúi xuống bế đứa cháu nội ngoại cũng dễ dàng ôm lưng nhăn nhó, như trường hợp của ông.

Nếu ông liên tục bị đau thì nên đi bác sĩ để chụp hình X-quang vùng lưng coi xem có bị tổn thương xương hoặc đĩa đệm, rồi điều trị. Thuốc aspirin cũng rất tốt để giảm đau, nhưng nên cẩn thận vì thuốc có thể gây ra xuất huyết bao tử.

Nhân đây, xin gửi tới ông mấy phương thức để giảm thiểu rủi ro đau lưng. Phòng bệnh quan trọng hơn là chữa bệnh đấy ông ạ.

1- Khi mang vật nặng, không nên khom lưng xuống để nhấc vật đó lên, mà ngồi xuống, hai tay ôm cầm vật đó rồi từ từ đứng lên qua sức mạnh của đầu gối, như vậy tránh được sự tổn thương cho lưng.

2- Khi vật nặng nằm ở trên bàn, ta có thể ôm vào bụng hay quay lưng ôm đồ vật vào lưng để mang đi.

3- Ngồi lâu đều gây nhiều khó chịu cho lưng. Vì thế lâu lâu nên đứng dậy, đi qua đi lại, thư giãn xương lưng. Tránh ngồi trên nệm ghế quá mềm.

4- Nên ngủ trên nệm cứng; nằm nghiêng, đầu gối co thước thợ hoặc khi nằm ngửa thì lót gối dưới khuỷu chân. Gối cao vừa phải để đầu và mình ngang bằng;

5- Tập thể dục với các cử động làm thư giãn khớp xương và bắp thịt, tăng cường sức mạnh cho bắp thịt, dây chằng ở lưng.

6- Buổi sáng ngủ dậy, trước khi bước ra khỏi giường nên tập các cử động vẹo người qua lại để thư giãn lưng. Lý do là sau bảy giờ nằm ngủ, xương khớp, bắp thịt cứng lại, nếu đứng dậy ngay có thể té ngã, gây tổn thương cho lưng và các phần khác của cơ thể.

7- Không hút thuốc lá vì nicotine làm giảm máu lưu thông tới lưng khiến cơ khớp yếu.

8- Giảm cân nếu quá mập, vì mập phì làm mô mềm ở lưng căng cương. Hai phần ba người bị đau lưng kinh niên đều bị béo phì.

Chúc ông bình an trong cuộc sống.

CAO HUYẾT ÁP

Hỏi

Tôi tên Nguyễn Thị Minh Tâm, năm nay 63 tuổi. Tôi cân nặng

113 lbs, cao 150 cm. Tôi có bệnh cao huyết áp khoảng 4 năm, nên mỗi ngày tôi uống 1 viên thuốc cao huyết áp vào sáng sớm, của bệnh viện Parkland cho toa. Tôi có sắm một máy đo huyết áp chạy bằng pin, mua ở nhà thuốc tây Walgreens. Khi nào tôi thấy máu cao, tôi lấy ra đo. Có một điều lạ là khi tôi đo máy lần thứ 2, con số khác nhau, 10 phút sau tôi đo lại lần thứ 3 con số lại khác nhau. Tôi không hiểu tại sao. Như hôm nay tôi đo 3 lần, mỗi lần cách nhau 10 phút:

Lần 1: 105/66 puse: 77
Lần 2: 95/67 puse: 73
Lần 3: 100/54 puse: 72

Vậy con số nào chính xác? Theo bác sĩ có nên đo máu nhiều lần không? Dù tôi áp dụng đúng theo tờ hướng dẫn, ngồi ngay ngắn trên bàn, đo máu bằng cánh tay trái, không nhúc nhích khi đo.

2. Uống nước "Juice" carrot thường xuyên có hại không? 2 lần/tuần, tôi x ay nhuyễn cà rốt trong máy sinh tố, vắt lấy nước uống cho sáng mắt, tôi uống được 6 tháng nay. Không ngờ cà rốt có vitamin A mà còn làm cho huyết áp của tôi không cao nữa. Lúc chưa uống cà rốt, thỉnh thoảng bên phải cái đầu của tôi hay bị giựt giựt, có cảm tưởng như là máu bị lên, bây giờ không

còn hiện tượng đó nữa. Như vậy cà rốt có làm máu hạ không bác sĩ?

3. Các triệu chứng gì báo hiệu khi máu lên để biết hạn chế việc ăn uống? Ví dụ như không ăn thịt bò khi bị cao máu. Vì máy đo cho nhiều con số khác nhau nên tôi không biết máu tôi khi nào lên để đề phòng.
Xin chân thành cảm ơn bác sĩ.

Đáp
Thưa bà Minh Tâm,
Thư bà viết rất rõ ràng với nhiều chi tiết cho nên cũng giúp tôi dễ dàng góp ý với các câu hỏi của bà.

Xin lần lượt trả lời từng câu hỏi.

1- Về huyết áp với các con số khác nhau:

Huyết áp không cố định mà thay đổi tùy theo thời gian và tâm trạng cũng như sự hoạt động của cơ thể. Khi ta có một chút xúc động thì huyết áp cũng tạm thời lên cao một lúc. Khi ta cử động, huyết áp cũng thay đổi. Trong ngày huyết áp buổi sáng khác với buổi trưa hoặc buổi chiều...

Trở lại với trường hợp của bà, đo huyết áp 3 lần đều có con số hơi khác nhau nhưng sự khác biệt không quá đáng cho nên chấp nhận được. Trong khi đo huyết áp, ta chỉ nhúc nhích cơ thể một chút hoặc tâm trạng xúc động là huyết áp đã thay đổi rồi. Vì lẽ đó, huyết áp đo ở phòng mạch bác sĩ thường hay cao hơn khi đo ở nhà, vì tâm lý chung là khi đi khám bệnh ta cũng hơi căng thẳng một chút.

Theo tôi, huyết áp của bà tương đối ổn định nhờ uống thuốc thì cũng chỉ cần đo một lần mỗi ngày là đủ. Bà có thể đo vào buổi sáng trước khi ăn hoặc uống thuốc, hay là đo vào buổi chiều 2 giờ sau khi ăn hoặc 30 phút sau khi uống cà phê. Nên chọn một giờ nhất định mỗi ngày để đo cho kết quả giống nhau. Trước khi đo, ngồi thoải mái dăm phút. Nhớ ghi vào cuốn sổ con để dễ bề theo dõi.

2- Về carrot:

Nước juice carrot rất tốt và bà có thể uống hàng ngày như bà đang dùng bây giờ. Cà rốt chứa nhiều beta carotene. Khi được đưa vào cơ thể, carotene được chuyển hóa thành sinh tố A. Trong 100 gr cà rốt có 12,000 microgram (mcg) carotene, có khả năng được chuyển hóa thành khoảng 6000mcg vitamin A trong cơ thể. Theo nhà thảo mộc học J.L.Hartwell thì cà rốt được dùng trong y học dân gian để trị các chứng ung thư, mụn loét có tính ung thư, chứng suy gan và suy tủy sống tại một số địa phương rải rác trên thế giới như Bỉ, Chí Lợi, Anh, Đức, Nga, Mỹ... Thí nghiệm bên Tô Cách Lan cho thấy những người ăn 200g cà rốt sống mỗi ngày, liên tục trong 3 tuần, có thể hạ mức cholesterol xuống khoảng 11%. Cà rốt không ngăn ngừa hoặc chữa được cận thị hay viễn thị nhưng khi thiếu sinh tố A, mắt sẽ không nhìn rõ trong bóng tối. Chúng ta chỉ cần ăn một củ cà rốt mỗi ngày là đủ sinh tố A để khỏi bị mù ban đêm. Nhiều người còn cho là cà rốt với số lượng sinh tố A và Beta Carotene lớn còn có khả năng chữa và ngăn ngừa được các chứng viêm mắt, hột cườm mắt, thoái hóa võng mạc... Một số bác sĩ chuyên khoa tiêu hóa nhận xét rằng cà rốt làm bớt táo bón, làm phân mềm và lớn hơn nhờ có nhiều chất xơ. Nhờ công dụng này, cà rốt cũng có thể làm giảm nguy cơ ung thư ruột già.

Với phụ nữ, cà rốt có thể mang tới nhiều ích lợi như làm giảm kinh nguyệt quá nhiều, giảm triệu chứng khó chịu trước khi có kinh, bớt bị chứng viêm âm hộ và nhiễm trùng đường tiểu tiện nhất là giảm nguy cơ bị chứng loãng xương sau thời kỳ mãn kinh.

Roberta Roberti, một nhà dinh dưỡng có uy tín ở Hoa Kỳ, đã liệt kê một số công dụng của cà rốt với cơ thể như: làm tăng tính miễn dịch, nhất là ở người cao tuổi, giảm cháy nắng, giảm các triệu chứng khó chịu khi cai rượu, chống nhiễm trùng, chống viêm phổi, giảm bớt mụn trứng cá, tăng hồng huyết cầu, làm vết thương mau lành, giảm nguy cơ bệnh tim mạch...

3- Cao huyết áp vẫn được mệnh danh là một silent killer, vì nó không có dấu hiệu báo động. Có người than phiền hay bị nhức đầu, mất ngủ, mệt mỏi, chóng mặt... Thường thường cao huyết áp được tìm ra khi đi khám bệnh hàng năm, đo huyết áp thì mới biết. Trong trường hợp của bà, sự đo huyết áp mỗi ngày là cách để theo dõi. Nếu lên quá cao thì mình điều chỉnh thuốc cũng như thay đổi cách ăn uống. Bà không cần phải kiêng thịt bò mà ăn bớt đi và ăn nhiều rau, trái cây, cá. Nhưng về muối thì cần giới hạn vì ăn quá mặn, huyết áp lên cao.

Kính chúc bà mọi sự bình an vui vẻ với gia đình con cháu.

Ù TAI

Hỏi
Tôi năm nay 52 tuổi, hiện nay đang bị 2 bịnh mà tôi không hiểu tại sao. Một là bịnh lắc đầu, hai là bịnh ù tai như ve kêu. Trước đó tôi có đi khám và chụp hình đầu, kết quả cho biết không có gì, nhưng tôi bị lắc đầu càng nhiều và lỗ tai phải cứ kêu như ve kêu.

Không biết là do ảnh hưởng của chứng lắc đầu hay là do môi trường làm việc quá ồn vì tiếng máy chạy mà không đeo dụng cụ chống tiếng ồn. Xin BS giúp tôi hiểu nguyên nhân và có trị được không.

- Khoi Nguyen (Austin)

Đáp
Chào ông Khôi,
Hai chứng bệnh lắc đầu và ù tai mà ông kể đều khá phức tạp và cũng khó chữa.

Lắc đầu jerking head có thể là do tổn thương của hệ thần kinh hoặc một thói quen phản ứng lại với căng thẳng lo âu buồn phiền. Nhiều người lắc giựt đầu cũng là một cái tật do thói quen.

Ông không cho biết triệu chứng này xảy ra từ bao giờ, có trùng hợp với ù tai hay không. Nếu nó gây ra khó chịu cho sinh hoạt hàng ngày, ông nên đi bác sĩ chuyên về thần kinh nội để khám tìm nguyên nhân.

Ù tai là do sợi thần kinh ở tai trong bị xáo trộn, tiếp tục rung động sau khi âm thanh đã dứt, khiến não bộ tưởng âm thanh vẫn còn và tiếp tục làm việc. Sau đây là một số nguyên nhân gây ra ù tai:

Một vài hóa chất dược phẩm như caffeine, nicotine, aspirin, ibuprofen, thuốc kháng sinh streptomycin, thuốc lợi tiểu tiện, nhóm quinine, vài loại thuốc trị ung thư.

- Rượu vang đỏ, chocolate cũng gây chứng ù tai ngắn hạn.

- Các bệnh như cao huyết áp, xơ cứng động mạch, u bướu tai và xương đầu, bệnh tiểu đường, thiếu hồng cầu đều gây ra ù tai trầm trọng và ta cần khám chuyên khoa ngay.

- Căng thẳng tinh thần hoặc trầm cảm, buồn lo.

- Chấn thương đầu, cổ

- Bệnh khớp thái dương-hàm;

Ù tai cũng xảy ra khi ống tai ngoài bị tắc nghẽn như có nhiều ráy tai hoặc có u nhọt, nhiễm vi trùng.

- Dị ứng cũng có thể gây ra ù tai. Lý do là khi bị dị ứng thì mạch máu ở tai trong có thể bị viêm nhiễm, chất lỏng nơi đây nhiều hơn, gây rối loạn cho thính giác như là ù tai.

Ngoài ra, rủi ro ù tai có thể do tiếp cận với tiếng động mạnh mà không mang thiết bị bảo vệ tai, như trường hợp của ông.

Điều trị căn cứ vào việc tìm ra nguyên nhân. Ông nên đến bác sĩ chuyên khoa tai mũi họng và thần kinh để khám rồi điều trị.

THỰC PHẨM

Hỏi

Nhờ bác sĩ chỉ giúp những loại thực phẩm nào ăn cùng chung một lúc với nhau đưa tới phản ứng nguy hiểm, vì tôi có người nhà ăn đậu hủ nhưng thay vì chan nước đường lại chan mật ong lập tức 15 phút sau trong người rất khó chịu.

Một người khác ăn mãng cầu xong ăn thêm thanh long cũng bị phản ứng mà còn nặng hơn. Bác sĩ có thể cho biết những loại thực phẩm nào không nên ăn chung với nhau.
- Vinh Nguyễn (Houston)

Đáp
Thưa bà,
Y giới thường hay nói tới tác dụng qua lại giữa thuốc và thực phẩm chứ ít nói tới tác dụng giữa thức ăn với nhau. Theo ý kiến chung, tác dụng này nếu có cũng không gây ra khó khăn trầm trọng. Tuy nhiên nếu biết được để tránh thì

cũng là tốt.

Chúng tôi cũng đã chịu khó tìm hiểu sau khi nhận được câu hỏi của bà, nhưng kết quả hết sức giới hạn.

Một tài liệu nói rằng trong nước trà có chất catechins, một loại flavonoids có tác dụng tốt đối với trái tim. Khi ta cho sữa vào nước trà thì một chất đạm trong sữa sẽ làm giảm nồng độ của catechins, khiến cho tác dụng của chất này với tim yếu đi. Đồng thời ở trong bao tử, 2 chất này cũng tác dụng lên nhau và có thể kích thích bao tử, khiến cho ta nôn ói. Vậy mà dân Anh họ vẫn uống trà với sữa đấy.

Có tài liệu nói trong cà chua còn xanh có chất solamine và nếu dùng chung với rượu có thể làm buồn ngủ hơn. Như vậy ai mất ngủ, dùng chung 2 thứ này với nhau lại ngủ ngon.

Chúng tôi cũng thấy có tài liệu nói ăn trái cây khi ăn cơm có thể gây ra đầy bụng no hơi và được giải thích như sau: trái cây dễ được tiêu hóa trong dạ dày. Ăn khi đói bụng, trái cây xuống ruột ngay. Còn khi ăn với dạ dày nhiều thực phẩm khác thì chúng nằm lại trong dạ dày lâu hơn và tạo ra chất gas đồng thời chất chua trong dạ dày cũng tiêu hủy vài loại vitamin trong trái cây. Vì

thế có gợi ý là nên ăn trái cây xa bữa cơm.

Bà bạn của bà ăn đậu hủ với nước đường thì không sao nhưng ăn với mật ong lại khó chịu có thể là bà ấy dị ứng với mật ong chăng hoặc là mật ong có chất acid formic sẽ kết tụ với protein trong đậu nành rồi gây ra khó tiêu. Còn trường hợp ăn thanh long với mãng cầu mà bị phản ứng thì tôi chào thua, không biết tại sao. Để khi nào tôi tìm ra giải đáp thì báo cho bà hay ngay.

Tôi đọc được mấy vần thơ dân gian mình như sau về kiêng cữ các món ăn, gửi bà và độc giả Trẻ đọc cho vui, chứ không bảo đảm là chúng đúng hay sai hoặc tại sao:

Thịt gà, kinh giới kỵ nhau?
Ăn cùng một lúc, ngứa đầu phát điên!
Thịt dê, ngộ độc do đâu?
Chỉ vì dưa hấu, xen vào bữa ăn!
Ba ba ăn với dền, sam
Bụng đau quần quại, khó toàn vẹn thân!
Động kinh, chứng bệnh rành rành?
Là do thịt lợn, rang chung ấu Tầu!
Chuối hột ăn với mật, đường?
Bụng phình, dạ trướng, dọc đường phân rơi!
Thịt gà, rau cải có câu?
Âm dương, khí huyết thoát vào

hư vô!
Trứng vịt, lẫn tỏi, than ôi?
Ăn vào chắc chết, mười mươi rõ ràng!

Chúc bà và gia đình luôn luôn khỏe mạnh.

BỊ TIỂU SÓN

Hỏi
Năm nay con được 35 tuổi, có 2 con; 6 tuổi và 3 tuổi. *Từ khi sanh cháu thứ hai con bị chứng nhịn tiểu không được. Mỗi lần mắc tiểu là phải đi vội vào nhà vệ sinh, đi chưa tới nhà vệ sinh là nước tiểu đã chảy ra quần phải lấy tay kẹp lại. Khi lấy tay kẹp như vậy thì rất là tức như muốn sắp bể bọng đái. Cũng may là con không có đi làm chỉ ở nhà. Con rất sợ mỗi khi ra ngoài đường, nếu lỡ mắc tiểu mà không đi kịp nhà vệ sinh hoặc có nhà vệ sinh mà nín không được phải lấy tay kẹp lại thì xấu hổ quá.*

Khi con uống một ly nước là con đi tiểu 4,5 lần trong vòng một tiếng.

Mùa Đông đến con bị dị ứng nhảy mũi nhiều lần thì thỉnh thoảng mới bị té nước tiểu ra quần còn khi cười hoặc la lớn thì không có bị.

Con rất mỏi mệt với chứng bịnh này vì lúc nào dưới đáy quần cũng ẩm ướt rất khó chịu, đôi khi làm con bị nhiễm trùng đường tiểu. Con đang có ý định đi bác sĩ nhưng không biết nói bệnh như thế nào đây vì Anh ngữ con chỉ biết rất ít. Xin bác sĩ giải thích cho con hiểu nguyên nhân và cách chữa trị ra sao trước khi con lấy hẹn đi bác sĩ.
- *Thanh Nhàn*

Đáp
Chào bà Nhàn,
Xin thông cảm với nỗi buồn bực "xấu hổ" của bà khi mà đang vui cười với bầy con hoặc bạn bè rồi đột nhiên nước tiểu vung vãi ra, ngoài ý muốn. Nhưng xin thưa là hiện nay tại đất nước Hoa Kỳ này cũng có cả triệu người nam cũng như nữ đang lâm vào hoàn cảnh tương tự như bà. Nói vậy để bà không cảm thấy mình cô đơn với chứng nhịn tiểu không được. Trước khi góp ý về trường hợp của bà, tôi muốn gửi tới bà cũng như độc giả tuần báo Trẻ mấy hiểu biết căn bản về bệnh này, vì "biết người biết mình" thì mình giải quyết khó khăn sẽ dễ dàng hơn.

Bệnh mà bà nói tiếng Anh gọi là Incontinence urine, tiếng Việt là Tiểu són, Tiểu không tự chủ hoặc bệnh không kềm được nước tiểu do bệnh nhân mất quyền kiểm soát bọng đái của mình. Một số người chỉ nhỏ vài giọt nước tiểu, nhiều người khác thì nhiều hơn, đôi khi ướt sũng cả đũng quần.

- Nam nữ đều bị bệnh nhưng nữ nhiều gấp đôi nam và người cao tuổi nhiều hơn người trẻ tuổi.

- Không kềm được vì có sự rối loạn ở dây thần kinh và cơ bắp điều khiển các bộ phận liên quan tới sự tiểu tiện.

- Nước tiểu do thận thải ra và được đưa xuống chứa ở bọng đái. Khi bọng đái đầy nước tiểu thì bọng đái co bóp đẩy nước tiểu ra ngoài qua ống dẫn nước tiểu. Một cơ vòng ở ống dẫn nước tiểu sẽ mở để nước tiểu chảy ra.

Nguyên nhân:

Có nhiều lý do đưa đến tiểu són, như là:

1- Tiểu són vì tăng áp lực trong xương chậu đè vào bọng đái như là khi ta ho mạnh, cười to liên tục, hắt hơi, nâng nhấc vật nặng. Phụ nữ có thai hoặc trong khi sanh, áp lực lên bọng đái cũng tăng do đó hay bị són tiểu;

2- Tiểu són do một thôi thúc mót đi tiểu. Bình thường một tín hiệu cho bọng đái hay là cần tiểu tiện nhưng cho ta một thời gian ngắn để vào buồng vệ sinh. Trường hợp thôi thúc thì chưa tới WC nước tiểu đã rỉ ra rồi. Đó là khi bọng đái bị nhiễm trùng, bị kích thích hoặc trong các bệnh suy yếu thần kinh như bệnh liệt rung Parkinson, bệnh Alzheimer, tai biến não...

3- Tiểu són khi bọng đái bị quá tải nước tiểu vì bàng quan không loại bỏ hết nước tiểu, còn sót lại một chút rồi lại tiếp tục nhận nước tiểu từ thận, sẽ mau đầy. Bọng đái bị kích thích, phải đi tiểu. Loại này thường thấy ở bệnh nhân tiểu đường, suy thận, tổn thương rễ thần kinh tủy, thương tích bọng đái...

- Uống nhiều nước là bắt buộc phải đi đái;

- Rượu, cà phê, nước có hơi kích thích bọng đái và ta phải giải tỏa;

- Một số dược phẩm chữa bệnh tim mạch, cao huyết áp kích thích bọng đái;

- Ở người tuổi cao, cơ bắp nâng đỡ bọng đái bị yếu, dung lượng bọng đái giảm khiến cho nước tiểu hơi đầy đã mót tiểu;

- Nhiều vị tuổi cao bị tiểu són vì bệnh thể chất hoặc tâm thần khiến họ không vào buồng tắm đúng lúc để tiểu. Nhiều vị bị viêm khớp chưa mở được cúc quần đã tóe đái;

- Viêm nhiễm bọng đái, viêm sưng nhiếp tuyến;

Điều trị:

Về điều trị, có nhiều cách:

1- Thay đổi thói quen tiểu tiện:

- Huấn luyện bọng đái để kiểm soát cảm giác "buồn tiểu" bằng cách trì hoãn tiểu theo ý muốn của mình: khi mót đái thì nín khoảng dăm bẩy phút rồi hãy tiểu; hoặc tiểu một chút rồi nín một lúc sau đó tiểu nốt. Để nín, khi thấy mót tiểu thì hãy hít thở sâu thư giãn trong vài phút rồi hãy đái.

- Tập nín khoảng mươi phút rồi tăng thời gian lên cho tới khi chỉ đi đái mỗi ba bốn giờ. Mục đích là để mình tự chủ, điều khiển được bọng đái. Có vẻ phức tạp nhưng rất hữu hiệu.

- Đi tiểu vào thời gian định trước thay vì mót là đi. Chẳng hạn chỉ vào toilet mỗi 2 hoặc 3 giờ.

- Huấn luyện tăng cường sức mạnh của cơ bắp hốc xương chậu và cơ vòng ở ống tiểu, gọi là phương pháp Kegel: co nhín hậu môn, nhín cơ ở chung quanh bọng đái. Nhín đúng nếu ta thấy cơ quan sinh dục nhúc nhích nâng cao hoặc đang tiểu

mà ta gò cơ bắp vùng sàn chậu không đái nữa thì là đúng. Nhín chừng 10 giây rồi tiểu rồi lại nhín. Nhắc đi nhắc lại mươi lần, tập làm vài ba lần mỗi ngày. Rất mất công nhưng tập nhín mãi thành ra quen và ta làm chủ, muốn tiểu lúc nào thì tiểu.

- Gắn điện cực vào hậu môn hoặc âm hộ kích thích mấy sợi cơ bắp nâng đỡ bọng đái để chúng mạnh hơn, nhờ đó kiểm soát được tiểu tiện.

2- Dược phẩm:

Một vài loại dược phẩm để hỗ trợ sự nín đái như oxybutynin (Ditropan), tolterodine (Detrol), darifenacin (Enablex), fesoterodine (Toviaz), solifenacin (Vesicare) and trospium (Sanctura), Tofranil có thể được bác sĩ dùng.

3- Các phương pháp điều trị khác:

- Phụ nữ có thể được đặt vòng gọi là Pessary để nâng bọng đái và tử cung bị xệ để tránh đái són hoặc mang cuộn băng thấm nước tiểu nhét trong cửa mình.

- Nam giới bị són đái sau khi giải phẫu nhiếp tuyến có thể được đặt cơ vòng ống tiểu nhân tạo để điều khiển tiểu tiện.

- Võng nâng đỡ ống tiểu và bọng đái để khi ho, hắt hơi, cười mạnh, ống tiểu đóng lại, không cho nước tiểu thoát ra.

Bây giờ trở lại với trường hợp của bà.

Thật là bất tiện và xấu hổ mỗi khi vui cười mà phải chạy vội vào nhà vệ sinh, chưa tới nơi là nước tiểu đã chảy ra quần phải lấy tay kẹp lại. Bà cho biết sau khi sanh cháu thứ hai mới bị chứng này, thì tôi nghĩ có thể là do thai quá lớn tăng áp lực trong bụng dưới đồng thời khi sanh cháu lại rặn đẻ cho nên cơ bắp vùng chậu yếu và gây ra són đái.

Bà nên đến một bác sĩ chuyên về tiết niệu urologist để được khám tìm rõ nguyên nhân rồi điều trị.

Trong khi chờ đợi, bà thử tập mấy cách nín đái mà tôi kể ở trên, coi xem sao. Đồng thời nhớ giữ gìn vệ sinh vùng kín cho sạch sẽ kẻo mà nước tiểu gây tổn thương da và bị nhiễm trùng.

Khám bệnh xong, bà cho tôi biết kết quả nhé.

THALASSAEMIA

Hỏi
Tình cờ, qua đài RFA, tôi biết một

gia đình (ở Phú Thọ, Việt Nam) có 6 người con, trong có đến 4 con mang bệnh Huyết Tán Bẩm Sinh. Hai em đã mất, hai em còn lại, một 24 tuổi và một 15 tuổi, đang được điều trị.

Tháng trước, em 24 tuổi được giải phẫu cắt lá lách nặng 4kg, chiếm gần hết khoang bụng.

Cũng nhờ RFA, tôi liên lạc được với hai bé gái ấy qua điện thoại. Tuy nhiên hai em không giúp tôi hiểu gì về căn bệnh hai em đang mang. Tôi có cố tìm thông tin y học trên mạng, nhưng cũng chẳng hiểu gì thêm ngoài những thông tin rời rạc.

Xin Bác sĩ vui lòng cho chúng tôi những kiến thức (càng nhiều càng tốt) về bệnh Huyết Tán Bẩm Sinh. Câu hỏi quan trọng nhất là Bệnh có thể được trị khỏi, trị dứt không, và, Chế độ dinh dưỡng cho người bệnh.

Đáp
Chào bạn NN,
Thế là tôi lại có thêm một thân hữu có máu văn nghệ mà hay lưu tâm tới vấn đề y học, một cách tường tận. Vậy xin đáp lời như sau.

Bệnh mà bạn hỏi tiếng Anh gọi là Thalassaemia. Trước năm 1975 khi chúng tôi học y khoa ở Sài Gòn thì gọi là bệnh Thiếu

Máu Địa Trung Hải vì khi đó thầy dạy người Pháp cho hay bệnh thường thấy ở dân chúng vùng bờ biển này bên Âu châu như Ý, Hy Lạp. Bây giờ trong nước gọi là bệnh Huyết Tán Bẩm Sinh, vì y khoa hiện nay hiểu rõ nguyên lý của bệnh này nhiều hơn và bệnh cũng thấy ở các quốc gia vùng Đông Nam Á Châu, trong đó có Việt Nam mình.

Gọi là bẩm sinh là vì bệnh do những biến đổi bất thường của gen di truyền DNA từ cha mẹ sang thai nhi và các dấu hiệu bệnh xuất hiện trong vòng 2 năm sau khi bé chào đời.
Huyết tán là sự hủy hoại của hồng huyết cầu red blood cell ở người bệnh.

Nhắc lại hồng huyết cầu là một trong ba loại tế bào trong máu: HHC, bạch huyết cầu và các tiểu cầu. HHC có nhiệm vụ chuyên chở oxy đi nuôi cơ thể nhờ có huyết cầu tố. Huyết cầu tố được cấu tạo bởi 2 loại chất đạm alfa và beta. Khi các chất đạm này bị thay đổi thì HHC không còn đảm trách nhiệm vụ chuyên chở oxy được nữa. HHC sẽ vỡ tan dần dần, đưa tới thiếu máu kinh niên trầm trọng cho bệnh nhân.

Các dấu hiệu của bệnh gồm có: người xanh xao, kém ăn, giảm khả năng thính giác và khứu giác, chậm tăng trưởng, chậm

biết bò, chậm dậy thì, xương mỏng manh, giòn, đau nhức cơ thể, viêm xương khớp, da và mắt vàng, lâu ngày đưa tới sưng lá lách, gan và tim.

Không được điều trị bệnh nhân chết vì suy tim và nhiễm trùng.

Bệnh được chẩn đoán bằng các xét nghiệm máu và phân tích gen di truyền. Xét nghiệm cho ta biết là có bệnh hoặc chỉ là mang mầm bệnh carrier. Carrier là khi thai nhi chỉ nhận được gen bất thường của cha hoặc mẹ và khi sinh ra em không có dấu hiệu bệnh. Khi thai nhi nhận gen di truyền bệnh cả từ cha lẫn mẹ thì bé bị bệnh.

Vì hồng huyết cầu liên tục bị hủy hoại cho nên bệnh nhân lâm vào tình trạng thiếu máu. Và trị liệu căn bản hiện nay là phải thường xuyên truyền máu cho bệnh nhân.

Tùy theo tình trạng, bệnh nhân được truyền máu mỗi 2-4 tuần lễ, vì đời sống của hồng huyết cầu chỉ kéo dài khoảng 120 ngày. Tuy nhiên HHC của máu được truyền chỉ sống được vài tuần lễ vì tác dụng đào thải tế bào lạ của cơ thể. Sau khi được truyền máu thì bệnh nhân cảm thấy thoải mái, có thể có đời sống bình thường nhưng chi phí khá cao đồng thời cũng có nhiều rủi ro bị nhiễm trùng hoặc rủi ro khác như quá nhiều sắt trong cơ thể.

Huyết cầu tố có nhiều khoáng sắt. Nếu huyết cầu liên tục bị hủy hoại thì lượng sắt trong cơ thể sẽ lên cao, lâu ngày tích tụ trong máu đưa tới tổn thương cho gan, tim và các bộ phận khác. Do đó phải dùng một số dược phẩm đặc biệt để giải độc sắt, tiếng Anh gọi là Iron Chelating Therapy.

Ngoài ra bệnh nhân cũng được cho dùng thêm sinh tố folic acid là chất cần thiết cho việc cấu tạo các hồng huyết cầu lành mạnh.

Khi lá lách quá to, cắt bỏ lá lách cũng là một phương thức điều trị. Lá lách to vì cơ quan này phải loại bỏ và chứa các HHC bị biến đổi gen và các hồng cầu mới được truyền.

Hiện nay cũng có nhiều phương thức điều trị hữu hiệu hơn đang được nghiên cứu thử nghiệm như truyền ghép tế bào máu và tế bào tủy sau khi loại bỏ hết các tế bào bất thường trong tủy sống. Các phương thức này khá phức tạp nhưng triển vọng chữa lành bệnh rất cao. Texas Children Hospital ở Houston đang có chương trình nghiên cứu điều trị này, nếu bạn muốn tìm hiểu thêm có thể liên lạc với bác sĩ Kathryn S Leung, 832-824-4219.

Chế độ dinh dưỡng cho các cháu không có gì đặc biệt, nghĩa là ăn uống đầy đủ chất dinh dưỡng như người thường, bổ sung folic acid, vit E, D, Magnesium.

Nhóm thân hữu chúng tôi hiện nay cũng đang hỗ trợ cho một cháu gái 4 tuổi, con một anh thiện nguyện trẻ ở Huế, đang ở trong tình trạng bệnh bẩm sinh này. Anh này chuyên đi lượm thai nhi vứt bỏ ở bệnh viện hoặc phòng phá thai về lau rửa, chôn vào một nơi gọi là Nghĩa Địa Thiên Thần ở Huế.

Hy vọng các điều vừa kể thỏa mãn lời yêu cầu của bạn. Nếu cần thêm, xin cứ cho biết.

ĐAU VAI

Hỏi

Tôi năm nay 54 tuổi, tôi đang đau cái xương phía dưới bả vai bên tay trái trước ngực và sau lưng. Và mỗi lần tôi nói tiếng lớn hoặc đưa tay lên bới tóc thì đau nhiều hơn. Và có sưng phía dưới nách ngang với vùng vú. Và không nằm nghiêng bên trái được. Không biết tôi bị bệnh gì chữa thầy nào, chữa ở đâu nhờ bác sĩ giúp chỉ dẫn giùm.
- T Phan

Đáp

Bà Phan ơi,

Tôi mới nhận được thư bà do tòa báo chuyển cho, vội vàng trả lời ngay cho bà qua email nhưng bị trả về. Bà nên tới bác sĩ gia đình để khám bệnh ngay vì tôi nghĩ là bà có thể bị viêm tế bào ở nách đấy. Trong khi chờ đợi, bà có thể chườm nước nóng ấm ngày vài ba lần và uống thêm mấy viên ibuprofen cho bớt đau.

PHÂN BÓN

Hỏi

Kính chào Bác sĩ.

Thưa Bác sĩ, tôi thấy hầu hết người Việt Nam nói riêng, và người Châu Á nói chung ở Hoa Kỳ đều có trồng cây ăn trái quanh vườn nhà, và vườn nhà nào cũng có cỏ mà chúng ta phải chăm sóc như bón phân, diệt côn trùng, sâu bọ, diệt cỏ dại... Xin Bác sĩ vui lòng cho biết phân bón và các loại thuốc nầy có ảnh hưởng xấu cho sức khỏe con người khi ăn trái cây và rau quả trong vườn không?
- Nguyễn An. Florida

Đáp

Đúng như ông nói, hầu hết gia đình người mình nào cũng trồng một ít rau để dùng trong gia đình. Nhớ lại, hơn 30 năm trước đây, cứ đi qua một căn nhà có tượng Đức Mẹ hoặc mấy cụm rau thơm trước cửa nhà thì y chang gia chủ là người mình.

Trồng cây ăn trái cũng như rau hoặc cây cảnh cần bón phân cho có kết quả tốt. Ngày xưa thì dùng phân xanh, thân lá cây để mục là những chất hữu cơ làm phân bón còn bây giờ phân bón mà chúng ta dùng hầu hết là được chế biến trong phòng thí nghiệm với 3 chất căn bản Nitrogen, Phosphore và Potassium. Các chất này rất cần thiết cho rau trái tăng trưởng. Thử nhìn vào một bao phân bón hóa học thì ta thấy có ghi 3 con số, thí dụ 10-5-15, có nghĩa là bao phân bón đó có 30% là các chất N, Ph và Potassium còn 70% là những chất mà ta không biết là gì, có thể là đất, cát, chất phế thải hoặc khoáng độc hại khác như thủy ngân, thạch tín, chì, cadmium... Điều cần lưu ý là chính quyền không bắt buộc các nhà làm phân bón phải kê khai thành phần của món hàng.

Phân bón kích thích rau trái lớn mạnh nhưng đồng thời cũng có những hậu quả không muốn. Nhiều loại rau như rau thơm nom to đẹp nhưng không còn hương vị tự nhiên. Hóa chất cũng làm giảm khả năng tự vệ của rau trái với các vi sinh vật gây bệnh. Các chất diệt trừ sâu bọ cũng ảnh hưởng tới sức khỏe nếu ta dùng quá nhiều.

Các nhà chuyên môn đã chứng minh rằng tiếp xúc lâu ngày với các chất diệt trừ sâu bọ hoặc phân bón hóa học có thể gây ra ung thư, rối loạn sinh đẻ, giảm sức đề kháng...

Các hóa chất này cũng lẫn lộn trong vườn, ngấm xuống mạch nước uống làm ô nhiễm không khí và nguồn nước. Trẻ em chạy nhảy nô đùa trong vườn là dễ bị tác hại bởi các chất này...

Nói vậy không có nghĩa là ta không dùng phân bón chế biến và thuốc diệt trừ sâu bọ. Ta có thể dùng nhưng nên đọc kỹ hướng dẫn của nhà sản xuất, dùng đúng với phân lượng mà họ đã ghi trên nhãn hiệu thì an toàn.

TIÊU

Hỏi

Dạo này tôi và các con ăn đồ ăn thấy hơi lạ lạ, hỏi ra thì biết mới đây bà xã tôi đọc trên báo thấy khuyên đừng cho tiêu vào ướp trước khi chiên xào, kho nấu vì dễ bị... ung thư.

Khi biết chuyện tôi mới bảo bà ấy là ông bố tôi, sống đến 94 tuổi là người ghiền tiêu một cây. Ông ấy ăn tiêu đủ kiểu đủ dạng, món kho, món chiên thì khỏi nói, cứ gọi là ngập những tiêu. Khách đến ai cũng kêu trời vì cay xé

họng. Do vậy mà phải nấu riêng cho ổng, nồi khác cho khách. Không chỉ tiêu khô, ông còn một hũ sành tiêu xanh ngâm chua, ăn từ năm này qua tháng khác mà sức khoẻ ông không ai bì, kể cả thanh niên trai tráng. Các con tôi, một đứa học dược cũng phản đối, nói mẹ cứ ăn tiêu như bình thường.

Mấy ông nghiên cứu nhiều khi tìm không ra cứ bảo thế này thế nọ, lâu lâu phải "khai" một sáng kiến rồi ít sau lại phủ nhận. Cứ theo mấy ổng thì chỉ có hết thở mới hết bệnh. Mới đây, người ta khám phá ra người cổ đại còn bị ung thư, lúc đó đào đâu ra hoá chất hay tiêu xay mà bệnh. Có mấy hột tiêu mà bữa ăn nào nhà tôi cũng mất nửa tiếng tranh luận.

Xin bác sĩ ra tay cứu giúp. Chân thành cảm ơn. Chúc bác sĩ luôn dồi dào sức khoẻ, tráng kiện để phục vụ cộng đồng.
- Hồ Đắc Trạch (Rowlett, TX)

Đáp
Thưa ông,
Tôi rất cảm ơn ông vì trong thư ông gửi, có nhiều điều mà tôi muốn thưa với độc giả mà chưa có cơ hội. Phần cuối lá thư ông viết rằng có nhiều ông nghiên cứu lâu lâu lại phóng ra một kết quả nghiên cứu nói điều này tốt điều kia xấu để rồi vài ngày sau

lại có nghiên cứu nói ngược lại. Thành ra dân chúng chẳng biết đâu mà mò, tin ai bây giờ. Cho nên trước các tin tức đó ta cần thận trọng tìm hiểu thêm cho ra lẽ, trước khi muốn mang ra áp dụng cho mình.

Về hạt tiêu thì đây là một gia vị thực phẩm được ưa chuộng từ thuở xa xưa. Vì là gia vị, cho nên hạt tiêu chỉ được dùng ở mức độ vừa phải, để tăng hương vị cho món ăn, khiến cho món ăn thơm ngon hơn. Một nồi cá kho tộ, một đĩa tiết canh vịt, khoanh giò thủ mà không có chút tiêu thì chắc chắn là sẽ mất ngon khi ăn. Ấy là chưa kể trong tiêu còn có nhiều khoáng chất mà cơ thể cần như calcium, kali, sodium, sắt.

Ăn cay nhiều hay ít là tùy theo khẩu vị của từng người. Ăn quá nhiều thì chất cay cũng kích thích dạ dày, gây ra khó chịu, chứ gây ra ung thư thì tôi chưa được biết. Ngoài ra, tiêu cũng được dùng trong đông y vì tác dụng tiêu hóa thức ăn, giảm đau nhức xương khớp, trị nôn mửa tiêu chảy, hạ nhiệt...

Trường hợp cụ nhà thọ lâu thì chúng tôi nghĩ là do cụ được hưởng các gen di truyền tốt từ ông cha, cũng như nhờ cụ giữ gìn sức khỏe, ăn uống điều độ và tâm thần an lạc. Chứ chắc không phải là do ăn nhiều tiêu đâu. Có khi ông cũng được hưởng gen sống lâu đó.

Xin chúc mừng ông.

NƯỚC TIỂU

Hỏi

Tôi tên là Trần Phong Nam, 28 tuổi, đã lập gia đình được 3 năm, có 1 con trai được gần 2 tuổi.

Tôi xin kể tình trạng sức khoẻ của tôi, rất mong được bác sĩ giải đáp:

- Gần đây, thỉnh thoảng đi tiểu tôi thấy phần đầu nước tiểu ra có màu trắng đục tôi rất lo, trước đây tôi cho là thận của tôi cũng không được tốt, tôi có chú ý giữ gìn, không nhịn tiểu, uống nhiều nước, nhưng nước tiểu của tôi bình thường cũng vẫn có màu vàng, hơi đục 1 chút.

- Sức khoẻ sinh hoạt tình dục nói chung là bình thường, không có gì phải phàn nàn cả, bác sĩ ạ, cũng không có chuyện sinh hoạt bừa bãi bên ngoài.

- Tình hình sức khoẻ nói chung cũng không được tốt lắm, hay mệt mỏi, nhất là mỏi lưng và dọc phần ngoài hai bên chân, mùa đông, chân tay rất lạnh, tôi phải giữ đi tất suốt mùa đông. Tôi ăn, ngủ bình thường, tương đối tốt, sinh hoạt điều độ.

- Rất mong được bác sĩ giải đáp, và cho đơn thuốc, (được đơn thuốc đông y thì tốt ạ).

- Xin chân thành cám ơn bác sĩ.

Đáp

Thân gửi em Trần Phong Nam, Tôi xin góp ý với em:

1- Nước tiểu do thận bài tiết chứa rất nhiều chất phế thải của cơ thể như urea, creatinine, uric acid và nhiều loại muối khoáng khác. Bình thường thì nước tiểu trong nhưng một vài thực phẩm hóa chất có thể làm vẩn đục một chút. Của em mẫu vàng hơi đục mà em không có dấu hiệu đau buốt khi tiểu thì tôi nghĩ không sao đâu. Nếu muốn chắc chắn, đề nghị em đi thử nước tiểu để coi có nhiễm trùng hoặc nhiều muối khoáng như calcium, uric acid... Trong khi chờ đợi, tiếp tục uống nhiều nước lạnh.

2-Hay mệt mỏi nhất là mỏi lưng: Em làm việc văn phòng có nhiều không? Ngồi có ngay ngắn không? Đôi khi stress cũng làm mình mệt mỏi đấy. Đề nghị em dinh dưỡng đầy đủ, uống thêm multivitamin mỗi ngày, tập thể thao đều đặn để có sức khỏe tốt.

3-Mùa đông chân tay lạnh mà không bị cóng bầm thì cũng không sao; chân tay mặt mũi là nơi tiếp xúc nhiều với lạnh nên

cần được che chở, như em đã làm.

VITAMIN

Hỏi

Năm nay tôi 62 tuổi, sức khỏe có thể nói là khá tốt và tôi hy vọng tiếp tục sống khỏe như vậy hoài hoài. Liệu tôi có cần uống thêm vitamin để sống lâu hơn không? Cảm ơn bác sĩ.

- Vinh Nguyễn

Đáp

Rất mừng được ông cho biết là có sức khỏe tốt, mặc dù bây giờ đang ở tuổi gần già. Nói là gần già vì theo các nhà chuyên môn, đây mới chỉ là chớm già mà thôi vì ngày nay chuyện "bách niên giai lão" cũng là chuyện dễ dàng xảy ra.

Việc dùng thêm sinh tố là một đề tài được nhiều nhà chuyên môn y học cũng như dân chúng quan tâm tới, vì có nhiều ý kiến khác nhau về việc dùng thêm này.

Trước hết xin nhớ lại vai trò của vitamin.

Vitamin là những chất hữu cơ cần thiết cho các chức năng, sự tăng trưởng và phát triển của tế bào. Mặc dù cần thiết nhưng nhu cầu chỉ là với một số lượng rất nhỏ. Vitamin không cung cấp năng lượng cũng không là thành phần cấu tạo của cơ thể như chất đạm, chất béo. Hầu hết vitamin có tự nhiên trong thực phẩm, phần còn lại rất ít là do cơ thể sản xuất.

Nếu ta áp dụng một chế độ dinh dưỡng gồm nhiều loại thực phẩm khác nhau thì cũng có đủ số vitamin cần thiết mà không phải dùng thêm các vitamin được chế biến. Chỉ dùng thêm trong một số trường hợp như phụ nữ có thai, người ăn chay và một số người cao tuổi mà sự ăn uống không đầy đủ.

Vitamin cần thiết nhưng nếu dùng quá nhiều lại có hại, nhất là các vitamin tan trong dầu mỡ như vit A, D, E và K. Chúng sẽ tích tụ trong cơ thể và gây ra tác dụng có hại. Chẳng hạn vit A giúp nhìn sự vật rõ ràng, nhưng khi dùng quá nhiều lại làm cho thị lực mờ, da khô, ăn mất ngon thậm chí cả suy gan...

Trở lại câu hỏi của ông là muốn dùng thêm vitamin để sống lâu hơn thì tôi có ý kiến như sau. Hiện nay ông đang khỏe mạnh chắc là nhờ dinh dưỡng đầy đủ và đời sống năng động với vận động cơ thể đều đặn, tinh thần thư giãn thoải mái, ngủ nghỉ tốt thì chắc là cũng thỏa mãn rồi. Nếu muốn ông có thể dùng thêm một loại multivitamin nào

đó. Bất cứ loại nào, rẻ tiền cũng được chứ không cần loại quá đắt tiền. Quá đắt là do họ trình bày đẹp mắt, tốn tiền quảng cáo chứ chất liệu chính cũng giống nhau. Chúng tôi xin nhắc lại là các vitamin chế biến bán trên thị trường không có những giá trị giống như vitamin thiên nhiên trong thực phẩm. Uống một viên vitamin C không tốt bằng ăn một quả cam, một ly nước chanh.

Chúc ông tiếp tục sống vui mạnh với gia đình và xã hội.

THUỐC MEN

Hỏi

Nhân đọc bài viết của bác sĩ về loạn cương dương chợt nhớ đến những quảng cáo vẫn nhận trong mailbox. Theo như những quảng cáo này thì nếu dùng thuốc viên của họ dương vật sẽ to và dài ra, đồng thời khả năng sinh lý cũng mạnh mẽ hơn.

Xin được phép hỏi:
Điều đó có đúng sự thật không?

Có phản ứng phụ gì không?

Có quá nhiều hãng, Mỹ lẫn Việt, sản phẩm của hãng nào đáng tin cậy?
Trân trọng cám ơn Bác sĩ.
- Ngotani.

Đáp

Chào ông Ngotani, Cái chuyện "thuốc" làm DV to và dài này thì cũng nhiều độc giả và thính giả nêu ra với chúng tôi, sau khi đọc những quảng cáo như ông nói. Và chuyện nhỏ to cũng là điều mà nhiều đấng liền ông quan tâm, nhưng một số lại bảo "chúng tôi hỏi là chỉ muốn làm vui lòng quý bà mà thôi".

Xin thưa rằng:

1- Nhỏ to chú bé là do di truyền hoặc bà mụ nặn sao thì nó là vậy. Đêm qua ông xã thỏa mãn bà thì vui tay cho thêm tí thịt vào cho nó "hoành tráng"; mà đêm qua thất vọng thì "cho mày nhỏ cho biết tay bà".

2- To nhỏ không làm ta mạnh hơn và cũng không làm bạn đường hớn hở hơn, vì phần nhạy cảm sensitive của các bà nó nằm ngay ngoài cửa, chứ không ở xa xa chốn hậu cung, cho nên cần chi dài ngắn. Dài quá lại kêu là thốn thốn đau đau, mất vui.

3- Dinh dưỡng đầy đủ giúp cơ thể nói chung tăng trưởng tốt, kể cả chú bé. Chứ chả có thần dược nào làm nó bự. Những thuốc mà ông nói thì chúng tôi chưa dùng, vì "tri túc tiện túc", có sao dùng vậy cho nên không có kinh nghiệm. Thị trường tự do thì anh nào "khoe" giỏi anh ấy ăn

tiền chứ ta với Mỹ đôi khi cũng "không trong sáng" như nhau: tiền là trên hết.

4- Xin Ông đọc lại bài viết của tôi nói về nguyên lý làm sao nó cương cứng: dược phẩm làm thư giãn tế bào ở DV, máu kéo vào nhiều rồi tắc nghẽn ở đó cho đủ thời gian "phòng the", rồi máu lại rút lui, DV trở lại hình dáng ủ rũ như cũ.

5- Còn cái khả năng sinh lý mạnh hay yếu thì tùy thuộc ở nòi giống của mình, cấu tạo cơ thể của mình, sức khỏe thể chất và tinh thần của mình cũng như tùy thuộc "tài nghệ" của mình. Nhất là với sự hợp tác của đối tượng. Nhởn nhơ "bốn món ăn chơi", lãng mạn đôi điều thì nó lâu hơn, thỏa mãn hơn. Chứ giục như giục tà thì làm sao mà mạnh được.Đó là ý kiến của tôi, xin "báo cáo" cùng ông.

Chúc ông an vui.

VIAGRA

Hỏi

Từ hơn một năm nay, tôi được bác sĩ gia đình phát cho 12 viên Viagra mỗi 2 tháng và dặn dùng theo hướng dẫn của ông ấy. Lý do là nhiều khi mình cũng chưa đến nỗi già lắm, mà đôi khi cũng muốn làm vừa lòng bà nó mà trên muốn dưới lại nằm ỳ. Từ ngày dùng thuốc này, tôi thấy "cuộc đời" cũng vui vẻ hơn và tinh thần thoải mái. Theo bác sĩ thì có nên tiếp tục uống hay không và uống lâu có quen thuốc hoặc có phản ứng gì hay không. Xin nói rõ là tôi bị bệnh tiểu đường hơn 20 năm rồi, vẫn đang điều trị và đường huyết tương đối kiểm soát được. Có phải vì tiểu đường cho nên sinh lý tôi kém. Huyết áp bình thường, tim chạy điều hòa. Năm nay tôi 64 tuổi.

Đáp

Thưa ông,

Trước hết xin mừng ông là đã gặp được đúng thầy đúng thuốc, có sức khỏe tốt và đời sống cá nhân cũng như gia đình thoải mái êm đẹp.

Về viên thuốc "ông uống bà khen" mà ông hỏi thì cũng xin thưa rằng, từ ngày ra đời vào năm 1998, Viagra đã mang lại "hạnh phúc" cho nhiều cặp vợ chồng cũng như tình nhân quen biết, đồng thời cũng mang về cho viện bào chế gần một tỷ đô la lợi nhuận trong năm đầu tiên. Như vậy ta thấy Viagra được rất nhiều người dùng, vì số bệnh nhân "trên bảo dưới không nghe", chứng rối loạn cương dương cũng khá đông. Đó là những người bị bệnh tim, tiểu đường, mập phì, nghiện rượu, thiếu testosterone, tinh

thần căng thẳng lo âu cũng như nhiều cụ trải qua giải phẫu nhiếp hộ tuyến.

Viagra có tác dụng làm thư giãn những sợi cơ ở cơ quan sinh dục nam, nhờ đó máu dồn về đây nhiều hơn, khiến cho bộ phận này kéo dài sự cương cứng lâu hơn cho sự giao hợp.

Dùng đúng theo chỉ dẫn của hãng sản xuất và của bác sĩ thì khá an toàn và có công hiệu. Chúng tôi xin lưu ý ông mấy điểm sau đây:

- Không nên dùng chung thuốc này với thuốc trị bệnh bao tử cimetidine, kháng sinh erythromycin đặc biệt là thuốc nitroglycerin chống cơn đau trước ngực angina, vì cả 2 đều khiến cho huyết áp xuống rất thấp.

- Dè dặt, hỏi ý kiến bác sĩ trước khi dùng nếu có rối loạn nhịp tim, tiền sử stroke hoặc heart attack, bệnh võng mạc, suy gan thận trầm trọng..

Các tác dụng phụ thường thấy gồm có nóng phừng phừng ở mặt, nhức đầu, nghẹt mũi. Đôi khi cảm thấy mờ mắt, chóng mặt, đau ở bọng đái, đi tiểu nhiều, tiêu chảy...

Theo tôi, nếu ông thấy Viagra giúp ông có đời sống sinh lý thoải mái thì cứ dùng, đúng như chỉ định của bác sĩ, đừng tự ý mình tăng liều lượng. Và nhớ là thuốc này chỉ có đàn ông mới dùng được thôi chứ chưa có Viagra cho quý bà. Ông đừng ngại quen thuốc, vì bây giờ ngoài Viagra ra còn mấy thứ nữa như Cialis, Levitra... cũng rất công hiệu, mà tác dụng lại kéo dài lâu hơn là Viagra.

SIÊU ÂM

Hỏi

Năm nay cháu 28 tuổi, lập gia đình được hơn 1 năm. Hiện nay cháu đang có bầu được 12 tuần lễ. Cháu muốn hỏi là nếu siêu âm bây giờ có thể biết là trai hoặc gái cũng như liệu thai nhi có bình thường hay là không. Và siêu âm có gây ra ảnh hưởng xấu cho thai nhi không. Cảm ơn bác sĩ.
- Lisa Phạm.

Đáp

Cháu Lisa,

Trước hết xin chúc mừng vợ chồng Lisa sắp có con đầu lòng. Chắc là vợ chồng cháu vui lắm đấy nhỉ. Cả ông bà nội ngoại cũng vui nữa chứ.

Về việc siêu âm thì như sau: Siêu âm tiếng Anh gọi là ultrasound, là phương thức khá hoàn hảo để chẩn đoán cũng như điều trị bệnh. Máy dùng những làn sóng âm thanh có tần số cao, rọi vào cơ thể và cho thấy hình ảnh các bộ phận bên trong, chứ không có tia phóng xạ, X-quang. Máy có thể đặt ở bên ngoài hoặc để ở trong cơ thể.

Siêu âm được dùng để coi tình trạng của thai nhi, chẩn đoán vài loại bệnh ung thư, bất thường ở cơ bắp, nhiếp tuyến, túi mật, u bướu nhũ hoa...

Cháu có thai mới được 12 tuần lễ. Ở giai đoạn này, siêu âm có thể cho biết hình dáng và kích thước của thai nhi, có bao nhiêu thai nhi, vị trí của nhau thai, lượng nước trong bình ối, thai nhi có cấu tạo gì bất thường không. Về sex của thai nhi thường thường phải đợi tới tuần lễ thứ 16- 20 thì mới biết.

Nói chung, siêu âm rất an toàn cho cả mẹ lẫn thai nhi.

Siêu âm có thể thực hiện ở bệnh viện hoặc phòng mạch bác sĩ sản phụ khoa, kéo dài từ 20-30 phút.

Như vậy cháu cứ đi bác sĩ để thăm thai và làm siêu âm nhé. Nhớ nói với bác sĩ cho tờ giấy ghi kết quả siêu âm mang về để dành cho cháu nó coi khi nó khôn lớn. Và cũng nhớ hỏi bác sĩ có cần dùng thêm vitamin để bổ dưỡng cho cả mẹ lẫn baby nhé.

Chúc Lisa mẹ tròn con vuông.

TATTOO

Hỏi

Cách đây mấy tháng, cháu nghe theo mấy đứa bạn nó rủ đi làm tattoo. Cháu có một vết xăm ở trước ngực. Về nhà, cháu giấu không cho bố mẹ cháu biết. Bây giờ cháu muốn lấy nó đi. Bác sĩ có cách nào thì bác sĩ cho cháu hay nhé. Cháu cảm ơn bác sĩ.
- Th. Nguyễn

Đáp
Cháu ơi,
Cháu không cho biết năm nay cháu bao nhiêu tuổi, còn vị thành niên hay đã trưởng thành rồi mà muốn giấu cha mẹ. Bác nghĩ là cháu nên nói cho cha mẹ của cháu về chuyện tattoo này đi. Lý do là bây giờ cháu lại muốn xóa nó đi mà xóa nó cũng tốn kém và có thể có vài rủi ro, cần sự giúp đỡ chăm sóc của cha mẹ cháu.

Bác nhắc lại là khi làm tattoo, người ta dùng kim châm vào da rồi bơm một chút mực có mầu vào đó để xăm những hình ảnh mà mình thích. Mực có nhiều loại và gồm có một chất lỏng chuyên chở chất màu. Chất màu có thể làm bằng muối kim loại như màu xanh thì dùng muối đồng, màu đỏ dùng muối sắt, màu đen dùng than... Màu này cũng tương tự như màu sơn xe hơi. Các chất này thường tồn tại rất lâu ở vết xăm trên da.

Muốn xóa vết xăm, có thể mài vết xăm với muối hoặc với vài loại kem bán ở tiệm mỹ phẩm. Nhưng đây chỉ là cho xăm nông mà thôi. Chứ xăm vĩnh viễn thì phải nhờ đến bàn tay của các bác sĩ chuyên khoa thẩm mỹ. Bác sĩ có thể dùng tia laser để xóa dần các vết mực này và cũng hơi đau đấy, cho nên bác sĩ phải chích một chút thuốc tê dưới da. Bác sĩ cũng có thể mài tattoo cho mòn dần. Với tattoo khó xóa hơn, có thể phải dùng tới phẫu thuật cắt bỏ.

Để thực hiện việc xóa xăm, cháu nên kiếm bác sĩ nào có kinh nghiệm đã làm nhiều trường hợp rồi, kẻo mà tiền mất tật mang. Vì thế bác mới để nghị với cháu là cho bố mẹ biết, để được sự góp ý kiến và hỗ trợ của họ.

Chúc cháu mọi sự lành.

ĐỔ MỒ HÔI BAN ĐÊM

Hỏi

Ông xã nhà tôi thường hay đổ mồ hôi ban đêm, có khi ướt đẫm cả áo và khăn trải giường. Ông ấy có bệnh tiểu đường và cao huyết áp. Xin bác sĩ cho biết tại sao lại đổ mồ hôi như vậy và có cần đi bác sĩ hay không. Cảm ơn bác sĩ.

- Bà Ngân (TX)

Đáp

Thưa bà,

Đổ mồ hôi ban đêm là việc thường xảy ra và khiến cho nhiều người lo ngại vì giấc ngủ không được yên ổn. Đây là một dấu hiệu của nhiều bệnh trầm trọng khác nhau cũng như là tác dụng phụ của nhiều loại dược phẩm.

Dược phẩm thường gây ra đổ mồ hôi ban đêm gồm có thuốc hạ nhiệt độ như acetaminophen (Tylenol) và aspirin, rồi đến các thuốc hạ huyết áp, thuốc chống trầm cảm, thuốc chữa bệnh tiểu đường...

Các bệnh có thể gây ra sốt gồm có bệnh nhiễm HIV/AIDS, lao, nhiễm trùng phổi, viêm tim, cường tuyến giáp, trào ngược dạ dày-thực quản, phụ nữ có thai, mãn kinh, bệnh lo âu, người mập phì...

Bà cho hay ông nhà bị tiểu đường và cao huyết áp thì tôi nghĩ là những thuốc mà ông đang dùng để chữa các bệnh này có thể đã gây ra đổ mồ hôi ban đêm. Tuy nhiên để an tâm hơn, ông nhà nên đi bác sĩ để coi lại xem có bệnh gì khác nữa không. Trong khi chờ đợi, ông nhà nên coi lại nhiệt độ trong phòng cho mát mẻ, bớt mặc quần áo quá dày khi đi ngủ và bỏ bớt mền trên giường.

DÙNG SINH TỐ

Hỏi

Chào bác sĩ,
Tôi có 3 cháu nhỏ 8, 11 và 13 tuổi. Các cháu đều tương đối khỏe mạnh ăn được. Xin bác sĩ cho biết tôi có cần cho các cháu uống thêm vitamin gì hay không. Tôi cũng chịu khó thay đổi món ăn cho các cháu.
- Bà Lành

Đáp

Chào bà Lành,

Vấn đề uống thêm vitamin và khoáng chất đều đã được tranh luận ráo riết. Phía các nhà sản xuất vitamin đều giới thiệu rằng dùng thêm các chất này sẽ giúp cơ thể khỏe mạnh, tăng cường trí óc, làm việc tốt hơn. Thậm chí họ còn đề nghị dùng những megadose để cơ thể dự trữ khi cần. Trong khi đó thì các nhà chuyên môn y học cũng như dinh dưỡng lại có ý kiến trái ngược.

Xin nhắc lại để bà cũng như độc giả rõ là: vitamin và khoáng chất là những chất rất cần thiết cho cơ thể. Nếu không có các chất này, cơ thể sẽ suy yếu bệnh hoạn thậm chí tử vong. Tuy nhiên, dù cần thiết nhưng với số lượng rất nhỏ, có khi chỉ dăm ba milligram mà thôi. Điều cần nhớ khác nữa là cơ thể không tạo ra được đa số các chất này. Nhưng may mắn là tạo hóa đã giúp con người có được chúng. Đó là từ thực phẩm các loại.

Thực vậy, thực phẩm đều có tất cả các phần tử này với tỷ lệ nhiều ít khác nhau. Do đó nếu ta tiêu thụ thực phẩm đầy đủ và nhiều loại khác nhau thì không cần phải uống thêm các chất được tổng hợp này. Hơn nữa nghiên cứu cũng cho hay, các sinh tố tổng hợp không có tác dụng tự nhiên giống như các chất đó trong thực phẩm. Ấy là chưa kể nếu dùng với số lượng quá nhiều còn gây ra nguy hại nữa.

Lấy thí dụ nếu ta ăn một quả táo trung bình, ta mang vào cơ thể không những sinh tố C mà còn nhiều chất antioxidant khác như flavonoid và polyphenol có khả năng phòng chống ung thư mà viên vitamin tổng hợp không có.

Hoặc mắt cần sinh tố A, nhưng nếu dùng nhiều quá lại gây ra độc hại cho gan hoặc dùng nhiều sinh tố C lại gây ra tiêu chảy, nhiều sắt cũng gây ra táo bón...

Trở lại với trường hợp của các cháu, nếu các cháu được bà nấu nướng và cho ăn đầy đủ các chất dinh dưỡng rồi, thì theo thiển ý chúng tôi, cũng không cần uống thêm sinh tố khoáng chất đâu.

Chúc bà và các cháu được luôn luôn mạnh khỏe.

TINH KHÍ GIẢM

Hỏi

Chào bác sĩ,

Tôi rất ngần ngại khi hỏi bác sĩ điều này, vì nó quá cá nhân và thấy cũng "kỳ" quá. Nhưng thôi cũng liều, vì chẳng hỏi ai được. Năm nay tôi 64 tuổi. Từ hơn hai năm nay tôi thấy tinh khí của tôi giảm đi rất nhiều. Nếu trước đây mười thì bây giờ còn có 5 hoặc 6 phần. Tôi vẫn còn khỏe mạnh, ăn tốt, ngủ ngon và may mắn là không có bệnh nào. Bác sĩ cho biết tại sao tinh dịch lại ít đi như vậy và có cần phải đi bác sĩ để khám bệnh không. Cảm ơn bác sĩ.

- Ông T Lê

Đáp

Thưa ông,

Tôi thông cảm tâm trạng của ông khi nêu ra câu hỏi này, vì không những chỉ có mình ông ngại ngùng mà nhiều người khác cũng ngại ngùng như vậy.

Bình thường, mỗi lần xuất tinh thì lượng tinh dịch từ 2-6 ml. Đa số tinh dịch do tuyến tinh (70%) và nhiếp tuyến (30%) sản xuất. Ngoài tinh trùng, tinh dịch còn chứa một số đường và enzyme để nuôi tinh trùng và giúp tinh trùng di chuyển. Cũng nhắc lại là mỗi lần xuất tinh có cả vài ba trăm triệu tinh trùng, mà chỉ có một chú có may mắn được kết hợp với trứng nữ.

Với tuổi già, lượng tinh dịch giảm dần mỗi lần xuất tinh và cần thời gian lâu để hai cơ quan trên tạo ra tinh dịch. Đây là hiện tượng bình thường của sự hóa già, cho nên ông cũng đừng ngại.

Tuy nhiên, đôi khi lượng tinh dịch xuất ra ngoài mỗi khi giao hợp cũng giảm vì tinh dịch chạy ngược vào bọng đái thay vì ra ngoài, tiếng Anh gọi là retrograde ejaculation. Có nhiều nguyên nhân gây ra chứng này: van điều khiển dòng nước tiểu ở bọng đái bị hư; tác dụng phụ của thuốc chống trầm cảm, thuốc trị bệnh tâm thần hoặc ở người mắc bệnh tiểu đường hoặc sau

giải phẫu tuyến tiền liệt.

Chúng tôi đề nghị ông đi bác sĩ gia đình khám trước rồi sau đó nếu cần, đi bác sĩ chuyên khoa urology.

Chúc ông vui mạnh.

SA TỬ CUNG

Hỏi

Năm nay tôi 63 tuổi, sức khỏe cũng được được, ăn ngủ bình thường, chỉ có mỡ trong máu hơi cao. Bác sĩ nói chưa cần uống thuốc để giảm mỡ mà chỉ cần bớt chất béo và vận động. Mới đây, khi khám bệnh hàng năm thì bác sĩ gia đình cho biết tử cung hơi tụt xuống dưới và lấy hẹn cho tôi gặp bác sĩ chuyên môn. Tôi lo ngại quá. Ông lão nhà tôi cũng lo vậy. Nhờ bác sĩ cho tôi biết đây là bệnh gì nhé, tại sao tử cung lại tuột ra ngoài. Hay là tại tôi mập, tại tôi sanh nhiều. Tôi sanh tất cả 6 lần và một lần hư thai, hiện nay có 11 cháu nội ngoại. Cảm ơn bác sĩ.

- Bà Vinh.

Đáp

Thưa bà,

Trước hết là phải chúc mừng ông bà, con cháu đầy đàn, vui vầy xum họp gia đình, an hưởng tuổi vàng mà Thượng Đế ban cho. Cũng chúc mừng bà có sức khỏe "được được" như bà nói. Ở tuổi này mà có sức khỏe trung bình, ăn còn thấy ngon miệng, ngủ được dăm giờ đồng hồ mỗi đêm là tốt quá chừng rồi.

Về chuyện "tụt" tử cung mà cả ông lẫn bà đều đang lo ngại, thì nội vụ nó như sau.

Tử cung là bộ phận thuộc cơ quan sinh dục của phụ nữ nằm trong hốc xương chậu, phía trên âm đạo. Tử cung được giữ ở vị trí bình thường là nhờ có bộ phận nâng đỡ như dây chằng, cơ bắp và gân ở xung quanh. Khi các mô nâng đỡ này yếu đi thì tử cung sẽ di chuyển về phía dưới, nhiều khi cổ tử cung nhô ra ngoài lỗ mở của âm đạo.

Nguyên nhân:

Có nhiều lý do cũng như rủi ro đưa tới sa tử cung.
- Hậu quả của sự hóa già cơ thể: Về già thì các cơ quan bộ phận có nhiều thay đổi về cấu trúc cũng như chức năng. Các mô bào thường yếu đi, trở nên mềm, giảm sức đàn hồi, chịu đựng. Các mô bào nâng đỡ tử cung cũng cùng số phận, không còn sức để nâng tử cung ở vị trí thiên định, cho nên tử cung buồn tình "tụt" xuống.

- Phụ nữ có thai sanh để nhiều lần, tử cung lớn lên, dây chằng nâng đỡ "quá tải" dần dần, yếu đi, thì tử cung chới với cũng "tụt" xuống theo.

- Khi áp lực trong khoang bụng quá cao, ép xuống dưới khiến cho tử cung "tụt" xuống dần. Đó là trường hợp của người quá mập, thậm chí cả khi ho hen thường xuyên, cười quá cỡ, tăng áp lực bụng. Cười đến nỗi vãi đái là một thí dụ.

- Táo bón kinh niên, đi cầu là phải ngồi lâu để rặn cho phẩn cứng thoát ra, cũng khiến cho tử cung "tụt" theo, lâu ngày lòi ra ngoài.

Rồi còn u bướu trong xương chậu, lao động hoặc tập luyện liên tục phải nâng nhấc vật nặng, giải phẫu vùng xương chậu…

Dấu hiệu:

Sa tử cung thường gây ra một số triệu chứng như cảm thấy đau đau thốn thốn ở thắt lưng nhất là khi đi đứng; cộm đầy trong bụng dưới, cảm giác như ngồi trên một quả banh bóng bàn; đái rắt, táo bón, dễ nhiễm trùng bọng đái ống dẫn nước tiểu; xuất huyết ở cửa mình, khí hư… Đặc biệt là "vương vướng" đau đau gây cản trở cho việc riêng tư phòng the vì có kẻ lạ "cản mũi kỳ đà".

Nếu thấy xuất hiện mấy dấu hiệu kể trên thì nên đi nhờ bác

sĩ khám, coi xem có chuyện bất thường gì hay không rồi điều trị

Điều trị
Điều trị tùy theo tình trạng của các mô nâng đỡ mạnh yếu ra sao, tử cung "tụt" xuống chút đỉnh hoặc lòi hẳn ra ngoài.

Nói một cách chung chung thì bác sĩ có thể:

- Hướng dẫn cách tập luyện (Kegel exercise) để tăng sức mạnh các cơ bắp nâng đỡ tử cung ở vùng xương chậu;

- Cho mang một dụng cụ hỗ trợ pessary ở trong âm hộ để nâng đỡ tử cung sa cơ lỡ vận.

- Cho dùng hormon estrogen để tăng sức mạnh của cơ bắp;

- Giải phẫu cắt bỏ tử cung, tùy theo mình muốn có con hay không..

Rồi sau đó, tránh nâng vật nặng, giảm cân nếu quá mập phì, ăn nhiều rau trái có chất xơ để tránh táo bón.

Hy vọng là những hiểu biết kể trên giúp ông nhà cũng như bà sửa soạn tinh thần đợi ngày tới khám bác sĩ chuyên khoa. Mọi việc rồi cũng giải quyết xong, vì cứ như bà nói thì tôi nghĩ tình trạng không đến nỗi "tối tăm" lắm

đâu. Bà cứ bình tâm, đặt niềm tin ở Đấng Bề Trên và ở bác sĩ. Chúng tôi cầu nguyện cho bà.

Chúc ông bà vui mạnh.

TÁO BÓN TRẺ EM

Hỏi
Tôi có một cháu trai, năm nay 9 tuổi. Cháu khỏe mạnh, học đều, tương đối ngoan, dễ dạy. Chỉ có điều là cháu đi cầu không bình thường, có khi cả tuần không đi cầu. Ấy vậy mà đôi khi lại có phẩn dính ở quần lót. Tôi vẫn cho cháu uống nước đều thậm chí còn bắt cháu mang nước theo để uống, vì tôi sợ là xa nhà cháu không uống. Tôi nghe nói uống thuốc xổ là không tốt cho nên không cho cháu dùng. Vậy thì tôi phải làm gì bây giờ. Cảm ơn bác sĩ nhiều lắm.
- Lisa.

Đáp
Chào Lisa,
Táo bón ở trẻ em là chuyện thường xảy ra đấy, Lisa ạ. Theo thống kê, có tới 10% các em rơi vào tình trạng này và đây cũng là mối lưu tâm của cha mẹ. Vấn đề này cũng hơi phức tạp, cho nên tôi xin tóm lược như sau:

Bình thường trẻ em đại tiện mỗi vài ba ngày. Khi các em không đi cầu mỗi 3 ngày và phân lại cứng thì có thể là bị táo bón.

Đa số trẻ em không có những nguyên nhân rõ rệt gây ra táo bón như ở người lớn. Một số cháu bé tự ý không muốn đi cầu vì ham chơi; đi học thì thấy nhà cầu không sạch sẽ hoặc sợ người ta nhìn thấy; một số khác có những kỷ niệm đau đớn khi đi cầu, nên tránh né vào cầu tiêu; một số khác ăn nhiều chất ngọt, ít rau, ít uống nước cũng bị táo bón. Ngoài ra, nóng sốt nhiễm trùng hoặc một số dược phẩm trị cảm ho cũng gây táo bón.

Y học tả một chứng táo bón ở trẻ em gọi là "di phẩn" tiếng Anh là Encopresis. Em đi cầu một lần với khối phẩn rất nhiều nhưng cảm thấy đau ở hậu môn cho nên lần sau mót cầu không dám đi, vì sợ đau. Phân tụ lại trong ruột, lâu lâu són ra ngoài.

Chữa táo bón ở trẻ em khác ở người lớn. Thuốc xổ không là giải đáp.

Trường hợp của cháu và theo như cô nói, cháu vẫn khỏe mạnh, hạnh kiểm tốt, học hành được thì tôi nghĩ là không có gì đáng lo ngại. Tuy nhiên cô cũng nên đưa cháu đi bác sĩ để được khám bệnh, loại trừ các rủi ro trầm trọng.

Trong khi chờ đợi, cô có thể áp dụng vài cách sau đây:

- Tập cho cháu có thói quen đi cầu mỗi ngày. Sau bữa ăn là lúc thuận tiện, vì khi đó thực phẩm sẽ kích thích đường ruột, gây ra sự chuyển động chất bã và sẵn sàng đi cầu. Bắt cháu ngồi chừng mươi phút, để tạo ra thói quen;

- Cho cháu ăn uống cân bằng cộng thêm rau trái, hạt nguyên vẹn và

- Uống nước đầy đủ kèm thêm nước táo, nước mận;

- Lâu lâu chườm hậu môn với khăn ngâm nước ấm, để thư giãn cơ bắp, kích thích cảm giác muốn đi cầu. Cô có thể thoa một chút glycerin hoặc nhét viên đạn glycerin vào hậu môn để đại tiện dễ dàng hơn.

Chúc cô luôn luôn có sức khỏe tốt.

NO HƠI

Hỏi

Tôi năm nay 64 tuổi, sức khỏe cũng tốt, bị bệnh tiểu đường, đang uống thuốc. Không có bệnh gì khác, ngoài no hơi, như có cái gì chặn trước ngực, rất khó chịu. Bác sĩ cho tôi biết tại sao và chữa bằng cách nào. Có

phải kiêng ăn gì không.
Cảm ơn bác sĩ.
- Lê N (Sachse)

Đáp
Thưa bà,
Quá nhiều hơi trong ruột và bao tử sẽ đưa đến khó chịu cho cơ thể chẳng hạn tức bụng, no hơi. Hơi sẽ thoát ra miệng khi ta ợ hoặc trung tiện. Theo một số nghiên cứu, người khỏe mạnh trung tiện tới 15 lần mỗi ngày và đó là hiện tượng bình thường.

Nguyên nhân:

- Sự không hấp thụ hết một số chất tinh bột và đường trong thực phẩm. Các vi khuẩn trong ruột non sẽ làm các chất này lên men và tạo ra nhiều loại hơi như carbon dioxid, methane và hydrogen. Bình thường, các hơi này không có mùi. Hơi có mùi khi thực phẩm tiêu thụ có chất sulfite như rau broccoli, cauliflower, giá đậu hoặc la de.

- Các thực phẩm như táo, đậu, cải bắp, nước giải khát có nhiều hơi carbonate;

- Khi ăn, nuốt nhiều không khí, nhất là khi vội vàng cười nói ăn nhanh hoặc khi trầm cảm buồn phiền. Bình thường khi ăn hoặc nuốt nước miếng ta cũng nuốt vào khoảng 17 ml khí nitơ và oxy

Phòng ngừa:

- Khi ăn nên nhai chậm rãi, ngậm miệng, từ từ nuốt thức ăn;

- Tránh hoặc giới hạn thực phẩm sinh ra nhiều hơi, nhất là các loại đậu, cải bắp, hành, giá đậu, chuối, mận. Sữa và pho mát cũng gây no hơi nếu cơ thể thiếu diêu tố lactase để tiêu hóa đường lactose trong sữa;

- Giới hạn đường thay thế như sorbitol, manitol có nhiều trong bánh kẹo gọi là "sugar-free".

- Không lạm dụng dược phẩm chống acid trong bao tử;

- Có thể dùng chất chống gas như Simethicone, Phazyme; Mylanta gas, Pepto Bismol, Lactaid.

SUY TIM

Hỏi
Chào bác sĩ Nguyễn Ý Đức,
Ba tôi năm nay được 65 tuổi. Ông mới được bác sĩ cho hay là mắc bệnh suy tim khá nặng và đang điều trị. Tôi lo quá. Bác sĩ có thể cho tôi biết suy tim là bệnh gì và có nguy hiểm không? Và cần phải điều trị ra sao, liệu có uống dược thảo được không?
Cảm ơn bác sĩ.
- Theresa Ngọc

Đáp

Chào cô Ngọc,

Suy tim là một bệnh khá phức tạp và do nhiều lý do gây ra. Bệnh trạng lại thay đổi tùy theo người bệnh, về tuổi tác cũng như điều kiện sức khỏe tốt hay xấu. Tôi không có hồ sơ bệnh lý của ba cô, cho nên không biết rõ bệnh của ông.

Tôi đề nghị với cô thế này: Lần sau khi ba cô đi khám bệnh, cô nên đi cùng với ổng. Như vậy cô có cơ hội hỏi bác sĩ tất cả những gì cô muốn biết về bệnh của ông. Nên viết sẵn những câu mình muốn hỏi vừa khỏi quên vừa không làm mất thì giờ của bác sĩ. Đây là một quyền hạn của bệnh nhân và thân nhân. Cô nói với bác sĩ rằng cô là người trực tiếp chăm sóc ông cho nên cần biết. Tôi nghĩ là bác sĩ sẽ không từ chối mà còn tán thưởng, vì được sự hợp tác của gia đình trong việc điều trị người bệnh.

Trong khi chờ đợi, xin tóm tắt đôi lời về bệnh suy tim nói chung.

Suy tim là khi trái tim vì một lý do nào đó trở nên suy yếu, không hoàn tất được các chức năng bình thường của nó như là co bóp để đẩy máu đi nuôi cơ thể. Mỗi phút tim co bóp từ 60-80 lần và đẩy ra khỏi trái tim trung bình là 5 lít máu.

Máu không được đưa vào động mạch, sẽ dội ngược lên phổi, gan gây ra tụ huyết ở các bộ phận này. Bệnh nhân sẽ thấy khó thở ngay cả khi nằm nghỉ, đồng thời cơ thể sưng phù.

Nguyên nhân thông thường gây ra suy tim là huyết khối kết tụ tại động mạch vành nuôi tim, bệnh mãn tính của các van tim, và loạn nhịp tim.

Điều trị gồm có nghỉ ngơi, giảm tiêu thụ muối, uống thuốc lợi tiểu và các thuốc trợ tim.

Riêng với dược thảo thì tôi thấy có nhiều loại thuốc từ thực vật cũng có tác dụng hỗ trợ rất tốt cho bệnh tim. Hiện nay trên thị trường có nhiều loại dược thảo được chế biến sẵn. Cô nên tìm hiểu cặn kẽ loại nào và hỏi ý kiến bác sĩ trước khi cho ba cô dùng, để tránh các phản ứng kỵ nhau giữa dược thảo và âu dược.

Chúc ba cô mau bình phục, có sức khỏe tốt.

MẮT

Hỏi

Năm nay tôi mới hơn 50 tuổi, vậy mà tôi đã không đọc được sách báo như trước đây. Mấy người bảo mắt tôi già rồi, cần phải đi bác sĩ khám rồi mua kính. Thú

thật với bác sĩ là tôi mới qua Mỹ, không có bảo hiểm sức khỏe, ăn nhờ con cho nên không có tiền. Tôi nghe nói ngoài tiệm có bán kính đọc sách mình có thể mua tự do. Câu hỏi của tôi là mua kính như vậy có được không và có hại gì cho mắt không. Xin bác sĩ bỏ thì giờ chỉ cho, tôi cảm ơn bác sĩ nhiều lắm.
- Vương Le (FW)

Đáp
Ông Vương ơi,
Ông đang ở vào tuổi mà cặp mắt đã bắt đầu bị chứng lão thị rồi đấy. Đây là chuyện thường xảy ra đối với người từ 45-50 tuổi trở lên, nam cũng như nữ. Họ sẽ không đọc hoặc thực hiện được một số công việc ở cách mắt khoảng 30 phân và phải đưa tờ báo cuốn sách ra xa hơn mới nhìn rõ. Lý do là với tuổi già, thủy tinh thể của mắt mất dần tính cách đàn hồi, không thay đổi độ cong để điều tiết tập trung mắt vào sự vật ở gần hoặc do các cơ bắp điều khiển thủy tinh thể trở nên yếu, không giúp thủy tinh thể điều tiết. Và họ bắt đầu phải mang kính để đọc sách báo, chữ nghĩa, cắt móng tay móng chân...

Trong các hoàn cảnh này, thường thường ta nên đi bác sĩ nhãn khoa để khám mắt và đo độ kính thích hợp cho mỗi người bệnh. Nếu vì hoàn cảnh nào đó,

như trường hợp của ông không bảo hiểm sức khỏe, có thể ra tiệm mua cặp kính gọi là "one size fit all" về dùng tạm. Vừa tiện lợi vừa rẻ tiền. Tuy nhiên, nên để ý là kính làm sẵn như vậy cũng có một vài khuyết điểm. Tương tự như quần áo may sẵn. Còn nhớ là ngày xưa ở VNCH mình quần áo là phải "sur mesure" may chứ không có việc mua đồ may sẵn, dài quá hoặc bụng quá chật quá rộng, phải sửa. Kính làm sẵn cũng vậy. Phẩm chất của kính quá kém vì được sản xuất hàng loạt; một cỡ cho mọi người cho nên trung tâm điểm của kính không trùng với con ngươi cho nên khó nhìn; mỗi mắt có sai biệt khác nhau mà kính làm sẵn không đáp ứng nhu cầu này, giống như khi bác sĩ đo thị lực từng con mắt rồi biên toa làm kính.

Nhưng thưa ông, cái khó bó cái khôn. Bây giờ chưa có tiền, ta tạm dùng kính như vậy đã. Rồi để dành tiền, đi khám mắt, mua kính riêng cho mình, ông nhé. Vì cuộc sống của ông còn khá dài đấy. Ít nhất cũng bốn năm chục năm nữa cơ đấy.

Chúc ông và gia đình vui mạnh.

LÒ MICROWAVE

Hỏi

Kính thưa bác sĩ Nguyễn Ý Đức, con tên là Hằng ở Garland, hôm nay con có chuyện muốn hỏi về tác hại của microwave đối với sức khỏe. Người thì nói hại, người nói không. Con cám ơn bác sĩ, kính chúc Bác thật nhiều sức khỏe.
- Hằng

Đáp

Cảm ơn cô đã nêu ra câu hỏi này vì cũng nhiều người thắc mắc về mức độ an toàn của lò vi sóng microwave oven. Dụng cụ nấu nướng này hiện nay đã quá phổ biến đối với mọi gia đình cũng như nhà hàng, tiệm ăn. Lò được dùng cho nhiều công việc nấu nướng, từ hâm thức ăn tới nấu cơm, luộc khoai, quay gà, làm bánh...

Những lợi ích của lò vi sóng:

- Tiết kiệm điện;

- Giảm thời gian nấu;

- Thực phẩm giữ được nhiều chất dinh dưỡng và hương vị nguyên thủy;

- Không cần pha thêm dầu, mỡ;

- Dễ lau chùi sạch sẽ;

- Không tạo ra hơi nóng trong bếp;

- Không dùng nhiều nước trong món ăn cho nên mất rất ít chất dinh dưỡng;

- Có thể nấu và ăn thực phẩm trong cùng đồ chứa;

Những nhược điểm của lò vi sóng:

- Phóng xạ có thể thoát ra ngoài;

- Không phải thực phẩm nào cũng nấu bằng lò vi ba được;

- Trong lò, sóng điện từ phân phối không đều, có chỗ nóng nhiều (chung quanh lò) chỗ ít nóng (giữa lò). Vì thế, ở giữa lò, thực phẩm lâu chín hơn ở cạnh lò. Vì vậy, khi nấu, nên xếp thực phẩm theo vòng tròn, phần thực phẩm to, dầy quay ra ngoài.

An toàn khi sử dụng:

- Không nấu khi cửa lò không đóng kín hoặc bị vênh.

- Không hâm nóng các đồ nấu bịt kín vì áp suất lên cao bình sẽ phát nổ.

- Không mở lò khi không có thực phẩm trong lò.

- Luôn luôn có nước hoặc thực phẩm ướt khi dùng lò, để tránh cho ống phát sóng của lò bị hư hao.

- Khi món ăn quá khô, có thể để một ly nước trong lò. Nước có mục đích hút năng lượng điện từ trường, tránh cho ống phát sóng bị cháy.

- Không chiên ngập mỡ (deep fries) trong lò vì chất béo sẽ nóng quá, gây cháy phỏng.

- Tránh mọi hư hao cho cửa lò như đè lên cửa hoặc nhấc lò lên bằng cánh cửa lò.

- Vài năm kiểm tra lò một lần, coi có bị thất thoát sóng ra ngoài.

- Lau chùi và giữ cửa lò sạch sẽ để cửa luôn luôn khép kín, tránh thất thoát sóng vi ba ra ngoài.

Lưu ý khi hâm sữa:

Xin nói thêm là lò vi ba cũng thường được dùng để hâm sữa cho trẻ em. Nhưng nên để ý mấy điều sau đây:

- Sự phân phối sức nóng trong lò vi ba không đồng đều, nên nhiều khi bên ngoài bình sữa thấy lạnh mà sữa trong bình lại nóng quá. Trước khi cho trẻ bú, đậy nắp, lắc ngược bình vài lần cho sữa nóng đều.

- Tháo núm bình sữa trước khi hâm, tránh phỏng miệng con vì núm cao su quá nóng.

- Hâm sữa bằng bình nhựa an toàn, trong suốt, không mầu. Tránh bình bằng thủy tinh vì có thể nứt.

- Trước khi cho con bú, thử vài giọt sữa trên mu bàn tay coi có nóng quá.

Một điểm cần lưu ý là Lò vi ba hiện nay rất an toàn cho người mang máy điều hòa nhịp tim (pacemaker) vì các y cụ này đều được che chở chống lại phóng xạ hoặc sóng vi ba.

Cô nên đọc kỹ bản tài liệu hướng dẫn cách dùng kèm theo lò trong đó họ có chỉ dẫn cách nấu nhiều món ăn rất tiện lợi.

Chúc cô làm được nhiều món ăn ngon bằng lò vi ba, để gia đình có những bữa ăn tuyệt vời.

NGỘ ĐỘC

Hỏi
Bác sĩ cho tôi hỏi điều này nhé. Cách đây mấy tuần, vợ chồng tôi bị đi tiêu chảy và cũng ói mửa nữa. Tôi có đi bác sĩ và bác sĩ bảo tôi bị bệnh flu gì đó ở dạ dày và đã cho thuốc uống. Bệnh hôm nay hết rồi. Trước đó một

ngày vợ chồng chúng tôi có đi ăn tiệc đám cưới tại nhà hàng.

Điều tôi muốn hỏi là đây có phải là bị ngộ độc khi ăn cưới hay không và dạ dày cũng bị flu à? Nếu có thì chữa bằng cách nào, có uống trụ sinh được không và làm sao để tránh. Cảm ơn bác sĩ.

- Hoàng.

Đáp

Tôi nghĩ là ông bà có thể đã ăn phải một món ăn nào trong đám cưới có nhiễm vi khuẩn, gây ra ngộ độc thực phẩm. Chuyện ngộ độc này cũng thường xảy ra ở Hoa Kỳ lắm, vì hàng năm có hàng triệu vụ được công bố.

Ngộ độc có thể là do vi khuẩn như salmonella, Ecoli hoặc virus như viêm gan A gây ra. Người Mỹ thường dùng chữ stomach flu để nói tới bệnh tiêu chảy do virus nhưng đây không phải là virus cúm influenza mà là loại virus khác. Đa số ngộ độc là do vi khuẩn nhiễm trong thịt, cá, trứng, rau... không nấu chín. Sữa tươi không khử trùng cũng hay gây ra tiêu chảy. Người cao tuổi hoặc người có bệnh kinh niên trong đó khả năng miễn dịch suy yếu đều dễ bị ngộ độc, phụ nữ có thai và cháu bé cũng vậy

Nếu chỉ có ói mửa và đi cầu nhẹ thường là do virus, còn khi bị nóng sốt, tiêu chảy liên tục thì đa số đều do vi khuẩn gây ra.

Tiêu chảy cũng có điểm lợi là sẽ loại bỏ vi khuẩn gây bệnh và độc chất của chúng ra khỏi ruột nhưng nếu tiêu chảy quá mức sẽ đưa tới tình trạng mất nước và các chất điện giải trong cơ thể. Vì thế nên cẩn thận trước khi uống các loại thuốc chống tiêu chảy tự mua ở tiệm thuốc tây.

Nói chung, tiêu chảy mau hết và nhiều người có thể tự chữa với vài loại thuốc mua tự do. Chỉ khi nào bệnh kéo dài cả dăm ngày mà lại nóng sốt, phẩn có máu thì cần đi bác sĩ và có thể cần phải dùng thuốc kháng sinh. Điều quan trọng là phải uống nhiều nước có khoáng chất để bù lại lượng chất lỏng và muối thất thoát qua tiêu chảy, ói mửa. Trong khi tiêu chảy nên tạm ngưng tiêu thụ thực phẩm mấy giờ mà chỉ uống nước, ngậm đá cục, nếu đói uống thêm nước thịt hơi mặn và không chất béo.

Khi tiêu chảy ngưng thì ăn lại dần dần với nhiều bữa ăn nhỏ, tránh sữa, cà phê, rượu, thuốc lá.

Bà hỏi làm sao tránh ngộ độc, tiêu chảy thì xin thưa là khi nấu nướng ở nhà thì nấu chín thực phẩm trước khi ăn, cất giữ thực phẩm an toàn, rửa tay trước khi ăn. Còn đi ăn tiệm thì thấy món ăn nào nghi là còn sống, món ăn nguội lạnh thì tránh.

Chúc ông bà vui mạnh.

BỆNH LANG BEN VÀ THYROID

Hỏi
Tôi tên Hồ Tấn Phát, thường hay đọc và rất thích các bài trả lời về y học của BS trên các báo địa phương. Nay tôi có một số câu hỏi về một vài bệnh. Kính mong bác sĩ vui lòng giải đáp.

Bệnh số 1: con trai Út tôi năm nay 24t, cháu bị lang ben ở vùng vai, cổ và ngực, riêng ở bụng có một vết lang bằng bàn tay màu vàng lợt (bẩm sinh không có, da rất đẹp)

Câu hỏi: lang ben phát sinh từ đâu? Có phải từ mồ hôi? (Cháu tập thể dục nhiều đôi khi ướt cả áo quần) có lây lan qua các hình thức như hớt tóc, dùng chung đồ với người có lang ben? Lang ben hay lang đổi mồi có khác nhau không? Có đi bác sĩ, cho loại kem tên ketoconzole, xức ngày 2 lần chưa thấy có kết quả.

Bệnh số 2: tôi 67 tuổi, thử máu hàng năm, sức khỏe tốt. Ban ngày thì bình thường chỉ có ban đêm khi ngủ thì không biết gì nhưng thức giấc bất cứ giờ nào,

miệng luôn luôn cảm thấy rất mặn, giống như có ngậm muối, phải đi súc miệng ngay không thì rất khó chịu.

Câu hỏi: muối từ nước miếng hay đâu mình có? Có chữa trị được không? Và nếu chữa trị thì chữa như thế nào? Có hại cho sức khỏe không?

Bệnh số 3: nếu có thể, xin bác sĩ cho biết bệnh Thyroid (bướu cổ), sở dĩ tôi hỏi về thyroid vì bác sĩ gia đình chẩn đoán bà xã tôi bị thyroid nhưng không chữa trị, cũng không cho thuốc uống, giới thiệu đi bác sĩ tai mũi họng. Đã đi bác sĩ tai mũi họng 5 lần, bác sĩ chỉ scan chụp hình và vẫn chưa cho thuốc uống, tôi có hỏi bác sĩ trả lời xem Thyroid loại gì rồi mới cho thuốc. Sao thấy phức tạp quá và làm tôi lo lắng.

Thư cũng khá dài xin đón nhận những lời giải đáp của bác sĩ. Cuối thư kính chúc bác sĩ và gia đình nhiều sức khỏe.
- Hồ T Phát

Đáp
Chào ông Phát,
Sau đây là trả lời cho mấy câu hỏi của ông:

1- Bệnh Lang Ben:

Tiếng Anh gọi là Pytiriasis Versicolor là bệnh ngoài da do

một loại nấm gây ra. Nấm này thường có ở trên da và tăng trưởng khi thời tiết nóng và ẩm, đổ mồ hôi khi ra nắng hoặc vận động cơ thể hoặc da nhờn. Bệnh cũng xảy ra khi có thay đổi kích thích tố trong cơ thể hoặc khi hệ miễn dịch suy yếu.

Dấu hiệu của bệnh: Lang ben xuất hiện dưới hình thức những vết màu trắng hồng hoặc nâu đậm trên da, rất ngứa, nhất là khi phơi nắng, Bệnh thường thấy ở lưng, ngực, cổ và cánh tay. Bệnh có thể lây lan từ người này sang người khác trực tiếp hoặc gián tiếp qua quần áo, khăn mặt, khăn giường.

Bác sĩ chuyên môn có thể xác định bệnh qua sự quan sát với một loại đèn chiếu đặc biệt hoặc nếu cần, lấy một chút chất liệu chỗ da bị bệnh rồi nhìn qua kính hiển vi để tìm ra nấm.

Bệnh cần được bác sĩ chuyên môn về da điều trị, vì đôi khi cũng khó chữa. Thuốc thoa mà cháu đang dùng là một trong những loại thuốc tốt nhưng cần dùng một thời gian lâu. Đôi khi bác sĩ cũng cho thuốc uống.

Sau một thời gian điều trị, bệnh sẽ hết và da sẽ trở lại bình thường, tuy nhiên bệnh hay tái phát. Vì vậy cần giữ vệ sinh cá nhân, tắm rửa sạch sẽ, giữ da khô ráo.

2- Cảm giác mặn như có muối trong miệng:

Ông không phải là người duy nhất ở trong trường hợp, mà rất nhiều người cũng bị như vậy. Cảm giác này khiến người bệnh thấy rất khó chịu, nhưng theo các nhà chuyên môn, không nguy hại.

Trước hết, ông nên để ý là miệng người bình thường luôn luôn tiết ra nước miếng. Nước miếng giúp cho sự tiêu hóa thực phẩm, đồng thời cũng giữ cho miệng được sạch sẽ, tránh bị nhiễm các loại tác nhân gây bệnh. Ban đêm nước miếng tiết ra ít hơn, nhất là khi ngủ mà ta thở bằng miệng. Cũng có nhiều bệnh gây ra khô nước miếng.

Bây giờ là chuyện miệng mặn như ngậm muối.

Có rất nhiều nguyên nhân gây ra cảm giác mặn ở miệng này chẳng hạn như khô nước miếng, chảy máu miệng mà máu có vị mặn; nước mắt mặn chảy xuống miệng; nước mũi xuống miệng; trào ngược thực quản; nhiễm trùng trong miệng; gây ra do một vài loại kem đánh răng nhất là do tác dụng của một vài loại dược phẩm như thuốc chữa bệnh tuyến giáp, thuốc chữa bệnh ung thư. Có nhà dinh dưỡng nói là do ăn nhiều muối, nhiều bột ngọt hoặc cơ thể thiếu chất kẽm hoặc sinh tố B 12... Nghĩa là nhiều lý do.

Lý do ông thường bị vào ban đêm là vì ban ngày, nước miếng tiết ra liên tục cho nên muối bị đưa xuống dạ dày, ban đêm miệng thường khô vì nước miếng bớt chảy ra đồng thời mau khô vì nhiều lúc ngủ ta mở miệng thở, không khí ra vào làm khô miệng.

Để điều trị, ông cần đi bác sĩ để khám bệnh, tìm ra nguyên nhân. Tôi thấy cũng khá phức tạp lắm đấy. Đồng thời ông cũng để ý coi xem ông có bị một trong nhiều lý do kể trên hay không nhé.

3- Thyroid:

Thyroid hoặc tuyến giáp là một hạch nội tiết lớn nằm ở phần dưới của cổ. Tuyến tiết ra các hormone có vai trò quan trọng trong sự phát triển trí óc và cơ thể cũng như quan trọng trong sự chuyển hóa căn bản. Thiếu các hormone này sẽ gây ra chứng đần độn ở trẻ em và chứng sưng phù niêm mạc ở người lớn.

Rối loạn hoặc bệnh của tuyến giáp có thể là tuyến quá hoạt động hoặc kém hoạt động. Cả

hai đều gây ra nhiều triệu chứng khác nhau và cần được điều trị.

Vợ của ông hiện nay đang ở giai đoạn được bác sĩ khám bệnh, làm xét nghiệm để tìm coi xem hoạt động của tuyến là cường hay nhược (hyper hoặc hypo) rồi sau đó bác sĩ mới điều trị. Xin ông nói với bà nhà cứ kiên nhẫn, khi có kết quả bác sĩ sẽ giải thích cặn kẽ rồi biên toa cho mua thuốc.

Chúc ông cùng gia đình hạnh phúc, sức khỏe dồi dào.

E-CIGARETTES -THUỐC LÁ ĐIỆN TỬ

Hỏi

Thưa BS tôi đã bỏ thuốc lá và chuyển sang hút thuốc điện tử (Electronic cigarette) được 6 tháng. Tôi thích thú với nó nhưng không biết tác hại của nicotine trong đó có giống như thuốc lá không. Nhờ BS giải thíc h và cho lời khuyên...

- Tấn Dương

Đáp

Thưa ông,

Trước hết, xin khen ngợi ông là người "thức thời", "nắm bắt" được các tiến bộ của khoa học khi bỏ thói quen hút thuốc lá có khói mà chuyển sang thuốc lá điện tử không khói không lửa. Loại thuốc lá điện tử này hiện nay cũng khá phổ biến và được nhiều người ưa thích, trong đó có ông.

Trước khi trả lời câu hỏi về lợi hại của thuốc lá điện tử, xin cùng tìm hiểu nguồn gốc và thành phần của nó.

Bề ngoài, TLĐT tương tự như một điếu thuốc lá cổ điển. TLĐT có 3 thành phần chính:

- Một đầu hút là một ống ngắn bên trong có chứa dung dịch chất tạo hơi propylene glycol, dầu thực vật glycerin, and polyethylene glycol 400 với cả trăm flavor khác nhau như mùi dâu, chocolat, chuối, menthol, mùi thuốc lá Marlboro, Camel... Dung dịch này có thể có hoặc không có nicotine.

- Bộ phận hâm nóng làm bốc hơi dung dịch ở đầu hút.

- Một đơn vị phát điện bằng cục pin nhỏ hoặc đầu cắm điện USB.

Khi hút, dung dịch được hâm nóng, bốc hơi. Người hút hít lấy hít để hơi nước có tác dụng kích thích. Các nhà sản xuất TLĐT giới thiệu sản phẩm của mình cung cấp cho người dùng một cảm giác và hương vị tương tự như khi hút thuốc lá và có thể thay thế cho việc hút thuốc lá và

có thể sử dụng như một phương tiện cai nghiện.

Họ cũng nêu ra những lợi điểm thực tế như không phiền phức người này người khác với hít khói thuốc dư second hand smoking; không mùi hôi trên quần áo, tóc da, nhà ở; không hôi miệng, vàng răng vàng ngón tay kẹp điếu thuốc; không gạt tàn thuốc đầy ắp cuống thuốc; không gây ảnh hưởng xấu lên sức khỏe con em; không cần diêm quẹt, không sợ cháy nhà, ít tốn tiền, có sẵn dùng lúc nào cũng được và có thể gia giảm lượng nicotine như ý muốn cũng như lựa chọn các flavor tùy thích. Ta có thể hút ở nhà hàng, rạp hát mà không sợ bị phạt vi cảnh!?. Nhất là không gây ra ung thư như thuốc lá vì không có cả mấy ngàn hóa chất được coi như gây ung thư hòa lẫn trong lá thuốc.

Năm 2009, Cơ quan FDA Hoa Kỳ đã phân tích gần 20 sản phẩm TLĐT và đi tới kết luận là một vài loại có mức độ nicotine khác nhau không giống như trên nhãn hiệu quảng cáo và một vài loại chứa chất gây ung thư và hóa chất diethylene glycol, được dùng trong kỹ nghệ chống đông. Cơ quan cũng không nói gì tới lợi hại của TLĐT mà chỉ không hỗ trợ. FDA cho hay, cơ quan sẽ theo dõi kỹ các hậu quả của E-Cigarettes.

Cơ quan Y Tế Thế Giới nói rằng, vì chưa có nghiên cứu nào xác nhận sự an toàn và hữu hiệu của TLĐT trong việc giúp người ghiền bỏ thuốc lá, cho nên cơ quan không hỗ trợ sản phẩm này.

Tiện đây, xin kể một vài "sự cố" liên quan tới tiêu thụ E-Cigarettes. Tại tiểu bang Florida, có ông Tom Holloway, một nhiếp ảnh gia và cũng là cựu chiến binh Hoa Kỳ, từng chiến đấu đánh cộng sản ở Việt Nam. Năm nay ông được 57 tuổi và là người ghiền thuốc lá lâu đời. Rồi từ 2 năm nay ông chuyển sang dùng E-Cigarettes. Một buổi tối, ông hút TLĐT như thường lệ thì bà vợ ở phòng bên cạnh nghe thấy một âm thanh như tiếng pháo nổ trong nhà. Chạy vào phòng ông đang ngồi nghỉ thì bà thấy ông ta đang ôm miệng máu chảy ròng ròng. Ông ta ú ở cho hay đang hút E-C thì điếu thuốc phát nổ. 911 đưa ông vào bệnh viện cấp cứu. Bác sĩ cho hay ông bị mất mấy cái răng và lưỡi bị thương trầm trọng. Cảnh sát điều tra cho biết phần chứa pin đột nhiên phát nổ, gây ra tai nạn. Câu chuyện xảy ra vào tối Thứ Hai, 15 tháng 2 năm 2012.

Rồi tới ngày 22 tháng 2 cùng năm 2012, một hành khách của Continental Air Lines đã từ chối stop hút E-cigarettes, máy bay phải đổi đường bay để cơ quan an ninh "xử lý" "tình huống" với vị hành khách tinh nghịch hoặc cơn ghiền khá cao...

Trở lại với bạn đọc Trẻ Tấn Dương.

Nếu ông enjoy với E-Cigarettes và không thấy có phản tác dụng nào, thì xin cứ tiếp tục. Vì đây cũng là một cái gì đó giúp ông cảm thấy thoải mái, hạnh phúc. Chúng tôi chỉ mạo muội nhắc nhở là, khi dùng nên đọc kỹ và áp dụng đúng các hướng dẫn của nhà sản xuất.

Với độc giả chưa bao giờ hút thuốc lá thì chúng tôi nghĩ rằng chẳng nên tò mò hút thử E-cigarettes làm chi, vừa tốn tiền lại có thể gặp rủi ro cho sức khỏe.

Chúc ông an toàn sức khỏe nói chung và răng miệng, nói riêng.

GOUT
Hỏi
Tôi bị gout, mỗi lần lên cơn là đau nhức không đi được, tôi uống nhiều loại thuốc cũng không giảm được cơn đau bao nhiêu (mỗi lần kéo dài 3 - 4 ngày). Vài người bạn khuyên tôi uống nước bưởi (grapefruit). Bác sĩ xin vui lòng cho tôi một lời khuyên hoặc có thể chỉ giúp tôi một vài "bí

quyết" để đối phó với chứng này không. Xin cảm ơn bác sĩ.
- Hồ Văn Đông (UT)

Đáp

Gout tiếng Việt là Thống Phong, tiếng Pháp là "Goutte".

Nguyên nhân gây bệnh:

Thống Phong là một loại viêm khớp với đặc tính là tăng mức độ uric acid trong máu và sự kết tụ tinh thể urate trong mô bào. Acid này đến từ chất purines trong một số thực phẩm và từ sự chuyển hóa căn bản của cơ thể. Mức độ trung bình uric acid trong máu là 6.8 mg/dl.

Bình thường, uric acid hòa tan trong máu và được thận thải ra ngoài theo nước tiểu. Nếu uric acid lên quá cao mà không được thải ra ngoài, chúng phải kiếm chỗ để dung thân, như trên da, trong thận. Sạn urate (tophi) thường thấy ở dái tai, khuỷu tay và ngón tay, ngón chân. Nơi đây, uric acid tích tụ dưới dạng các tinh thể dài sắc bén như kim, châm chích vào cấu tạo khớp và gây ra cơn đau khủng khiếp.

Có nhiều lý do đưa tới cao uric acid:

- Giảm bài tiết từ thận, tăng sản xuất trong cơ thể và tăng tiêu thụ thực phẩm chứa nhiều chất đạm purines.

- Một phần lớn uric acid do chính cơ thể sản xuất mỗi ngày qua các phản ứng sinh học hoặc trong một số bệnh kinh niên (như bệnh ung thư máu, hoại huyết hoặc bệnh vẩy nến.)

- Phần khác do tiêu thụ thực phẩm có nhiều chất purines như cá trích (anchovies), cá mòi (sardines), cá thu (mackerel), sò điệp (scallops), cá hồi (trout) một vài loại thịt như thịt bê, thịt heo, thịt gà tây; trong bộ phận nội tạng gia súc như tim, thận, óc; trong các loại bia rượu và vài loại rau như hạt đậu khô, măng, rau spinach. Có nghiên cứu cho hay purines trong rau trái cây không gây ra cao uric acid như thịt đỏ động vật.

Giảm bài tiết uric ở thận là lý do thông thường đưa tới cao chất này trong máu.

Nguy cơ đưa tới thống phong:

Sau đây là một số nguy cơ có thể đưa tới tăng uric acid và bệnh thống phong:

- Tuổi tác,

- Dược phẩm: Một số dược phẩm có thể tăng uric acid như thuốc lợi tiểu nhóm hydrochlorothiazide (Esidrix, Hydro-D), viên aspirin để phòng tránh tai biến não hoặc cơn đau tim; thuốc chữa bệnh Parkinson Levodopa).

- Rượu. Theo kết quả nghiên cứu của bác sĩ Hyon K Choi và Gary Curhan, Trường Y tế Công Cộng Harvard, bia gây ra cơn đau thống phong nhiều gấp đôi rượu mạnh, rượu vang và tác dụng xảy ra trong vòng 24 giờ sau khi uống.

- Di truyền: Bệnh có tính cách di truyền. Theo thống kê, cứ bốn người bị thống phong thì một người có thân nhân mang bệnh này.

Điều trị:
- Thuốc chống đau viêm không steroid như ibuprofen (motrim), indomethacin (Indocin), naproxen (anaprox), etodolac... đều có thể kiểm soát các cơn đau cấp tính trong vòng 48 giờ.

Tác dụng ngoại ý của các thuốc này là cồn cào, xuất huyết bao tử, giảm chức năng của thận.

- Khi các dược phẩm nêu trên không hiệu nghiệm, thuốc loại steroid có thể được dùng.

- Thuốc cổ điển Colchicine có nguồn gốc cỏ cây vẫn còn được dùng và có tác dụng rất tốt với các cơn phong thấp cấp tính cũng như để ngăn sự tái phát

của các cơn viêm đau.

- Thuốc allopurinol (Zyloprim) được dùng khi acid uric lên cao vì tăng sản xuất.

- Trường hợp uric acid lên cao vì thận giảm bài tiết, dùng thuốc loại probenecid (Benemid, Probalan) hoặc sulfinpyrazone.

- Trong cơn đau, nên nằm nghỉ, nâng cao khớp viêm hơi cao hơn thân mình một chút với cái gối nhỏ để tránh dịch nước ứ đọng ở khớp và giúp giảm viêm sưng.

- Khi khớp bớt viêm, nên cử động khớp thường xuyên để tránh cứng khớp đồng thời sức mạnh các bắp thịt và gân ở xung quanh.

- Chườm lạnh khớp bệnh vài lần trong ngày, mỗi lần 20 phút để giảm viêm sưng và đau.

Ngoài ra, bệnh nhân có thể giảm thiểu các rủi ro gây bệnh, như là:

a. Giảm thiểu thực phẩm có nhiều purines.

b. Vận động cơ thể đều đặn.

c. Uống nhiều nước không có rượu. Nước giúp thận loại bỏ uric acid khỏi cơ thể, trong khi đó rượu bia lại tăng acid này.

d. Giảm cân nếu mập phì nhưng không giảm quá nhanh để khỏi bị thiếu dinh dưỡng, thống phong xuất hiện nhiều hơn.

e. Duy trì huyết áp ở mức bình thường để tránh hư hao thận, giảm bài tiết uric acid.

f. Ăn nhiều rau trái cây tươi.

g. Tiêu thụ số lượng vừa phải sữa, pho mát.

h. Thử nghiệm acid uric khi đau khớp cấp tính để kịp thời sớm khám phá bệnh.

Riêng món nước bưởi công dụng trong thống phong chưa được chứng minh.

Chúc ông Đông và quý vị độc giả Trẻ mọi sự bình an, không bị Thống phong hành.

BƯỚU TỬ CUNG

Hỏi

Tôi năm nay 48t, vào năm 2010 tôi bị bướu tử cung và đã làm phẫu thuật cắt bỏ bướu tử cung và đã làm phẫu thuật (07/2012) từ đó đến nay tôi không còn kinh nguyệt.

Tôi biết phụ nữ hết kinh cần bổ sung thêm calcium nên từ năm 2011 tôi tự mua Calcium 600mg

(bán tự do) uống 1 viên/ngày.

Tôi cũng nghe nhiều chị trong hãng khuyên nên uống thêm thuốc bổ One A Day, nên tôi đã mua loại One A Day (women's active metabolism) nhưng uống thuốc này tôi thấy nóng trong người & táo bón, tôi mới uống được 2 tuần. Mấy chị trong hãng nói nên uống cách ngày.

Vậy xin hỏi bác sĩ, tôi uống xen kẽ 1 ngày 1 viên calcium rồi hôm sau uống One A Day như thế thì có được không, thuốc có tác dụng không?

Khi uống One A Day đi tiểu tôi nghe mùi thuốc, nước tiểu có màu vàng lạt (thuốc màu xanh) như vậy có sao hay không?

Nên uống thuốc vào lúc nào, sau khi ăn hay đợi nữa tiếng sau hay 1 tiếng sau?
- Minh An

Đáp
Thưa bà Minh An,
Chúng tôi xin trả lời từng câu hỏi của bà như sau:

1. Về calcium:

Thường thường các bác sĩ khuyên nên dùng thêm 1200 mg calci mỗi ngày và nên chia ra uống làm hai lần vào các bữa ăn để calcium dễ được hấp thụ ở ruột và tránh khó chịu cho dạ dày.

Ngoài ra, bà cũng có thể dùng các thức ăn như sữa, sữa chua, sữa đậu nành cũng có nhiều calcium. Calcium cũng có nhiều trong tôm, cá, trứng, các loại rau có lá màu xanh đậm, các loại ngũ cốc. Cá đóng hộp cũng là nguồn cung cấp calcium tốt.

Uống thêm calcium như trường hợp của bà là để phòng ngừa bệnh Loãng xương, nhưng bà cũng cần vận động cơ thể đều đặn để xương được chắc mạnh.

2. Thuốc bổ One-a-day:

Đây là viên có nhiều loại sinh tố khoáng chất khác nhau. Mỗi hãng sản xuất có công thức khác nhau về số lượng và thành phần các vitamin và khoáng chất trong viên thuốc, nhưng nói chung, họ đều cung cấp một số lượng vitamin và khoáng chất cần cho mỗi ngày. Vì thế mới gọi là one-a-day. Vitamin này uống vào lúc nào cũng được và uống mỗi ngày một viên. Còn nước tiểu có màu vàng lạt là tại vì có sinh tố Riboflavin, hoặc vitamin B2 trong viên thuốc. Đây là chuyện bình thường chứ không gây ra rối loạn gì, xin bà cứ yên tâm.

Về vitamin và khoáng chất thì các nhà dinh dưỡng đều có ý kiến rằng, nếu ta lấy các chất này từ thực phẩm thì tốt hơn là dùng các loại chế biến, vì tính cách thiên nhiên và dễ dàng hấp thụ. Chỉ khi nào không ăn được thực phẩm thì mới dùng chất bổ sung.

Calcium hoặc chất sắt trong one-a-day vitamin có thể gây ra táo bón, do đó bà nên uống nhiều nước, ăn nhiều rau và trái cây.

CHẢY MÁU CAM

Hỏi
Tôi có đứa cháu nội gái, cháu gần 7 tuổi. Cháu rất thường bị chảy máu cam, thường là về ban đêm.

Khi bị chảy, cháu bị chảy rất nhiều, và rất là khó để ngưng lại.

Cháu có bảo hiểm tốt, đã đi bác sĩ gia đình nhiều lần, nhưng không thuyên giảm.

Cháu không được khoẻ mạnh, hay bị ói và hay bị cảm (sốt, ho).

Khi mẹ cháu có bầu cháu, thì đang bị bướu cổ.

Như vậy thưa bác sĩ, có phải cơ

thể cháu không được khỏe, là do ảnh hưởng của người mẹ khi mang bầu?

Cháu bị chảy máu cam như vậy, thì có thể chữa được không? Và có nguy hiểm không?

Thành thật cám ơn Bác sĩ và chúc Bác sĩ nhiều sức khỏe và may mắn.
- Lê Vũ

Đáp
Chào bà Lê,
Không thấy bà cho biết cháu chảy máu cam ở một bên mũi hoặc hai bên.

Chảy máu cam tiếng Anh gọi là Epistaxis.

Chảy máu mũi là hiện tượng rất thường xảy ra và đa số là do mũi bị kích thích hoặc thời tiết lạnh. Bệnh thường ít nguy hiểm nhưng lại khiến nhiều người sợ hãi.

Nhắc lại là trong mũi có nhiều mạch máu nhỏ rất dễ bị tổn thương. Không khí ra vào qua mũi khiến cho niêm mạc mũi khô, đóng vẩy. Các vẩy này bong ra khi ta hỉ mũi mạnh hoặc cho ngón tay vào ngoáy lỗ mũi.

Chảy máu thường thấy ở phần trước của vách ngăn mũi trái và phải, nơi đây có nhiều mạch máu rất nhỏ.

Nguyên nhân:

Bệnh có nhiều nguyên nhân như là:

- Không khí trong nhà quá nóng và quá khô; khí hậu quá lạnh, vì thế bệnh thường thấy vào mùa lạnh, trong nhà lại để máy sưởi quá nóng khiến cho không khí trở nên khô;

- Viêm xoang, viêm mũi do dị ứng;

- Hỉ mũi quá mạnh, ngoáy lỗ mũi hoặc có vật lạ trong mũi;

- Kích thích mũi do hóa chất hoặc môi trường ô nhiễm;

- Vách ngăn mũi bị lệch;

- Thương tích ở mũi;

- Lạm dụng các loại thuốc xịt mũi để chữa nghẹt mũi;

- Uống liều lượng quá nhiều thuốc chống đau aspirin hoặc thuốc loãng máu;

- Viêm nhiễm đường hô hấp trên;

Riêng ở người lớn tuổi có một số nguyên nhân khác gây ra chảy máu mũi liên tục như cao huyết áp, dị ứng, u bướu trong mũi hoặc do ảnh hưởng của hít cocaine...

Trường hợp của cháu:

Khi cháu chảy máu, bà nên cho cháu ngồi xuống, đầu hơi ngả về phía trước để máu không chảy xuống cuống họng, nói với cháu thở bằng miệng và bà lấy ngón tay đè vào bên mũi chảy máu chừng dăm phút để mạch máu khép kín lại. Sau mươi phút bỏ tay ra coi xem còn chảy máu hay không. Trong đa số các trường hợp, cách này đủ công hiệu để khiến máu ngưng chảy.

Bà cũng có thể chườm túi nước đá lên sống mũi để các mạch máu co lại, giảm chảy máu. Nhớ đừng bao giờ nhét gạc hoặc bông gòn vào trong lỗ mũi để ngăn chảy máu.

Đừng cho cháu nằm và nói với cháu không khụt khịt hoặc hỉ mũi trong vài giờ. Nếu cháu kêu nghẹt mũi, bà cũng có thể dùng nước muối sinh lý nhỏ vào mũi cháu một vài giọt.

Nếu cháu liên tục bị chảy máu, bà nên đưa cháu tới bác sĩ tai mũi họng để khám bệnh, tìm nguyên nhân rồi điều trị. Xin bà yên tâm vì các bác sĩ chuyên môn có nhiều cách để chữa bệnh này.

Tôi không nghĩ rằng khi mẹ cháu có thai và bị bệnh thyroid gây ra chuyện chảy máu cam của cháu. Chắc là cháu chỉ chảy máu cam vì thay đổi thời tiết mà thôi.

Chúc bà và gia đình mọi sự bình an.

KHOAI LANG VÀ BỆNH TIỂU ĐƯỜNG

Hỏi
Thưa bác sĩ ăn khoai lang có tác dụng gì nhiều lên bịnh tiểu đường hay không?

Đáp
Khoai lang là món rất quen thuộc với người Việt Nam, một món ăn bình dân, rẻ tiền, rất dễ kiếm, nhưng cũng là một món ăn rất bổ dưỡng và có tác dụng trị bệnh. Khoai lang (sweet potato) còn có tên gọi khác như cam thự, hồng thự hoặc phan thự.

Nguồn gốc của khoai là từ Peru rồi được trồng ở Âu châu vào thế kỷ thứ 16, sau đó lan sang Á châu. Các quốc gia trồng nhiều khoai là Trung Hoa, Nam Dương, Việt Nam, Nhật, Ấn Độ. Khoai thích hợp với vùng nhiệt đới.

Giá trị dinh dưỡng:

Khoai lang không có chất béo và cholesterol, nhưng chứa một lượng lớn beta carotene, sinh tố A và C, sinh tố B5 hay pantothenic acid, khoáng chất kali và chất xơ.

Một củ khoai lang nướng có 117 calori, 2gr chất đạm, 28 gr carbohydrat, 32 mg calci, 63 mg phospho, 0.5 mg sắt, 400 mg kali, 3 g chất xơ, 750mg sinh tố A, 30 mg sinh tố C, 8 mg sinh tố B 1.

Công dụng y học:

Khoai lang có nhiều sinh tố B5 và beta-caroten, nên được coi như có nhiều tác dụng y học tốt.

Sinh tố B5 giúp cơ thể chống mệt mỏi vì những căng thẳng (stress), cho nên còn được gọi là "sinh tố chống stress" qua việc thúc đẩy các quá trình chuyển hóa carbohydrat, chất đạm và chất béo.

Vitamin này kích thích nang thượng thận, làm tăng sự biến hóa căn bản, tạo ra năng lượng từ chất béo, chất carbohydrate; làm da bớt nhăn và làm chậm sự lão hóa; làm hệ thần kinh khỏe mạnh; làm giảm độc tính của thuốc kháng sinh và tia phóng xạ; làm bớt dị ứng, nhức đầu, đau khớp xương, chống mất ngủ, hen suyễn.

Một củ khoai lang có khoảng 14 mg beta-carotene. Beta-carotene là một chất có khả năng chống ung thư nhất là ung thư phổi ngay cả ở người ghiền thuốc lá.

Khoai còn làm tăng tính miễn dịch, làm giảm nguy cơ bị cườm mắt (catarracts), làm giảm nguy cơ tai biến động mạch não, chứng kích tim, và làm giảm cholesterol trong máu.

Các cụ ta tin là khoai lang có thể chữa được bệnh phong nhức khớp xương và chứng đau bụng.

Nhiều người còn cho là khoai lang có thể làm giảm chứng ói buồn nôn ở phụ nữ có thai, làm kinh nguyệt điều hòa, lợi tiểu tiện, ngăn ngừa sẩy thai, làm giảm cơn hen suyễn...

Theo giáo sư Đỗ Tất Lợi, khoai lang có tác dụng nhuận tràng và trong dây khoai lang có một chất giống như insulin, rất tốt cho bệnh nhân tiểu đường.

Khoai lang có chứa oxalate nên người bị sạn thận cần giới hạn tiêu thụ.

Các loại khoai:
Có hai loại khoai lang chính:

- Loại vỏ mầu nâu vàng, ruột mầu cam, sau khi nấu, cho nhiều vị ngọt, mềm và có nhiều nước.

- Loại có vỏ mầu hồng lợt, thịt vàng và khô, ít ngọt, ít hương vị hơn.

Lựa và cất giữ khoai:

Khi mua khoai, ta nên chọn củ còn chắc nịch, cầm thấy nặng tay, vỏ trơn tru, không trầy xát; tránh mua khoai bị nứt, hà rỗ vỏ hoặc bị cắt mất đầu mất đuôi.

Mang về nhà, nên cất khoai trong bóng tối, không để trong tủ lạnh và nên dùng trong vòng hai tuần lễ để hưởng thụ được tất cả chất bổ dưỡng của khoai.

Khoai cũng được đóng hộp sau khi nấu chín với đường hoặc được phơi sấy khô.

Món ăn với khoai lang

Khoai lang thường được dùng để nấu chè hay luộc hoặc nướng.

Nên rửa sạch củ khoai bằng bàn chải trước khi luộc. Giữ nguyên vỏ khi luộc để khoai khỏi đổi mầu và cũng dễ bóc hơn. Vỏ khoai có nhiều chất xơ pectin ăn được.

Khoai lang cũng được nấu với mật ong, mật mía, đường hoặc mật ngô. Khoai chín nghiền nát được dùng làm bánh, kẹo.

Ngọn non của dây khoai lang (đọt lang) được dùng như một loại rau ăn phổ biến, còn dây khoai lang được dùng trong chăn nuôi gia súc. Ngọn khoai lang luộc chấm với nước mắm cáy đặc là món ăn rất ngon và lành mạnh.

Nhưng có lẽ khoai lang vùi đống lửa rơm, ăn vào mùa lạnh vẫn là ngon hơn cả. Vừa có tính cách mộc mạc dân dã, vừa tinh khiết, vừa ăn vừa thổi vào những ngày Đông giá lạnh miền Bắc Việt Nam.

Khoai lang luộc ăn không hoặc chấm với mật cũng rất hấp dẫn. Sáng ra, các bác nông phu, trước khi ra đồng làm việc, điểm tâm với vài củ khoai luộc, uống bát nước chè tươi, thì cũng đủ sức để làm việc tới trưa.

Trở lại câu hỏi khoai lang có tác dụng gì cho bệnh nhân tiểu đường không thì xin thưa rằng đây là một loại thực phẩm có nhiều tinh bột. Mà tinh bột lại chuyển thành đường trong máu. Nếu ta tiêu thụ vừa phải thì không sao chứ nếu dùng nhiều thì e rằng đường huyết sẽ lên cao.

Ngoài ra, bệnh nhân tiểu đường cũng nên lưu ý rằng khoai lang có chỉ số đường huyết (glycemic index) trung bình nhưng chỉ số sẽ thay đổi tùy theo khoai luộc hoặc nướng. Khi luộc chỉ số đường huyết là 45, khi nướng chỉ số đường huyết lên tới 94.

Nhắc lại chỉ số đường huyết là khả năng tăng đường huyết

nhanh hoặc chậm của một loại thực phẩm chất tinh bột. Chỉ số đường huyết càng cao thì lượng đường trong máu sau khi ta tiêu thụ món ăn này càng lên cao mau.

Khi luộc tinh bột trở thành một loại chất dẻo như thạch, làm chậm sự chuyển tinh bột ra đường ở trong máu và như vậy tốt hơn cho người bệnh.

BỮA ĂN SÁNG

Hỏi

Từ hơn 2 năm nay, tôi bỏ thói quen ăn sáng, để khỏi bị lên cân. Tôi năm nay đã hơn 70 tuổi, lại bị cao huyết áp và tiểu đường nữa. Tuy nhiên hiện bây giờ tôi đang uống thuốc của bác sĩ cho, nên cũng ổn định. Mấy ông bạn của tôi lại nói ăn sáng rất cần. Vậy thì theo bác sĩ, có nên ăn sáng hay không, và nên ăn gì.
- Kent Lê (OKC)

Đáp
Thưa ông Lê,
Cám ơn ông đã nêu ra câu hỏi này vì đây là một đề tài mà nhiều người cũng thắc mắc. Có nhiều người viện lý do "tôi không thấy đói vào sáng sớm thì cần gì ăn"! Nhiều người vì công việc bận rộn, nại cớ: "Sáng dậy bận trang điểm sửa soạn đi làm, thì giờ đâu mà làm món ăn, nói chi đến việc mất nửa giờ ngồi ăn sáng"

Cũng có người không ăn sáng vì thói quen, vì sợ lên ký hoặc vì không có thì giờ. Họ chỉ chiêu một cốc cà phê rồi đi làm.

Sau đây, chúng tôi xin gửi tới ông cũng như độc giả mấy hiểu biết về việc điểm tâm này.

Bữa ăn sáng rất quan trọng:

Theo ý kiến chung của các nhà dinh dưỡng cũng như y học, bữa ăn sáng là bữa ăn rất quan trọng và mang lại nhiều lợi ích cho sức khỏe.

Theo các quan điểm này, điểm tâm phải được coi như một trong ba bữa ăn chính để cung cấp năng lượng cho cơ thể trong suốt ngày, đồng thời cũng cung cấp đầy đủ chất dinh dưỡng, sinh tố, khoáng chất, phytochemical để suốt đời có sức khỏe tốt.

Sau một đêm ngủ nghỉ, bụng trống, cơ thể cần bổ sung một số năng lượng để khởi động các sinh hoạt trong ngày. Đi làm, đi học mà không ăn sáng thì chẳng khác chi dùng một cái khoan không dây mà bình điện không được tái nạp điện. Nếu không tái cung cấp năng lượng vào buổi sáng, cơ thể sẽ tận dụng kho dự trữ cho tới bữa ăn trưa. Các hormon cần để cung cấp năng lượng dự trữ sẽ làm ta cảm thấy mệt mỏi, khó chịu và không đủ bình tâm để làm việc.

Chúng ta đều nhớ rằng, để điều khiển các chức năng của cơ thể, não bộ cần có các hóa chất dẫn truyền thần kinh. Thực phẩm có ảnh hưởng tới sự tác động của các hóa chất này. Do đó, với bữa ăn sáng cân bằng, não bộ sẽ hoạt động hữu hiệu. Chẳng hạn chất đạm tyroxine cần thiết cho chất dẫn truyền hưng phấn dopamine, norepinephrine, chất đạm tryptophan lại làm dịu thần kinh.

Theo nghiên cứu tại Đại Học Iowa, dù ăn một chút nhẹ vào buổi sáng cũng khiến cho tinh thần sảng khoái, đáp ứng mau lẹ, làm việc hoặc học hành có hiệu năng hơn.

Nghiên cứu tại Đại Học California, Los Angeles kết luận ăn điểm tâm đều đặn giúp con người sống lâu hơn. Bác sĩ Raymond Pearl, thuộc Đại Học John Hopkins cho hay những người sống lâu tới 80- 90 tuổi đều nói là họ ăn no nê vào mỗi buổi sáng.

Tại Hội thảo về Dịch tễ và Phòng tránh bệnh Tim mạch do American Heart Association tổ chức ngày 6 tháng 3 năm 2003, tiến sĩ Mark A. Pereira, giáo sư tại Đại học Y khoa Harvard, nói là "Kết quả nghiên cứu của chúng tôi cho rằng bữa ăn sáng là bữa ăn quan trọng nhất, vì ăn sáng dường như có vai trò lớn để giảm rủi ro của bệnh tiểu đường loại 2 và bệnh tim mạch"

Theo ông, ăn sáng có thể giúp kiểm soát cảm giác đói trong ngày, cho nên sẽ ăn ít hơn vào bữa trưa.

Kết quả nghiên cứu đăng trên báo cáo Obesity Research số tháng 2 năm 2002 cho thấy 78% phụ nữ ăn sáng đều đặn đều duy trì được sự giảm 15 kg trong suốt một năm.

Trong khi đó, nghiên cứu của Đại học Massachusetts đăng trong số tháng 6 năm 2003 của American Journal of Epidemiology cho hay có sự liên hệ giữa không ăn sáng với lên cân.

Bất lợi khi không ăn sáng:

Không ăn sáng có thể đưa tới bệnh tim và lên cân. Đó là kết luận nghiên cứu được công bố trong tạp chí American Journal of Clinical Nuitrition, số tháng 2 năm 2005.

Theo các nhà nghiên cứu, phụ nữ không ăn sáng trong hai tuần lễ sẽ ăn nhiều hơn trong ngày, sẽ có lượng cholesterol LDL cao hơn và kém đáp ứng với insulin hơn là phụ nữ ăn sáng mỗi ngày. Cholesterol cao và giảm mẫn cảm với insulin là rủi ro đưa tới bệnh tim và lên cân.

Trong những năm vừa qua, nhiều người đã bỏ ăn sáng vì sợ lên cân và không có thì giờ để ăn. Và trong thời gian đó số người bị mập phì hoặc quá ký đều gia tăng.

Nhịn ăn sáng có thể gây ra một số phản ứng bất lợi như cơ thể run rẩy, chóng mặt, kém tập trung, tính tình bất thường, mệt mỏi trong khi làm việc. Lý do là cơ thể phải đợi tới trưa mới có thực phẩm, mà vẫn cần năng lượng cho mọi sinh hoạt.

Kết quả quan sát của các nhà nghiên cứu tại Memorial University ở St John, Newfoundland cho hay tử vong vì tai biến não, cơn suy tim rất cao từ 8 giờ sáng tới 10 giờ sáng. Lý do là vì tiểu cầu hay tự dính với cholesterol ở thành động mạch, tạo ra máu cục, làm tắc nghẽn mạch máu. Theo các nhà nghiên cứu, ăn sáng, dù rất nhẹ, tránh được tình trạng kết tụ tiểu cầu này.

Coi vậy thì giữ thói quen "Ăn ngày ba bữa, tắm rửa ba lần" là điều cần làm.

Ăn sáng như thế nào:

Nhưng ăn sáng như thế nào để không đưa đến những khó khăn cho cơ thể lại cũng là điều nên cân nhắc.

Ngày xưa, khi còn ở Việt Nam, chúng ta có thói quen ăn sáng với món ăn có nhiều đạm động vật, đường tinh chế hoặc các món ăn nhiều cholesterol.

Mỗi buổi sáng là phải rủ nhau qua tiệm phở làm một tô xe lửa nạm gầu giòn nước béo hoặc gà da đùi kèm hai quả trứng non để dằn bụng. Chán phở thì hủ tíu thập cẩm với đủ thứ từ tôm, gan heo, thịt heo thái mỏng có chút mỡ trăng trắng.

Thói quen kế tiếp là một đĩa thịt nguội, hai quả trứng ốp la, một miếng pa tê gan béo ngậy và ly cà phê đen đường.

Sang đến Mỹ thì lại có thói quen là cà phê với bánh cam vòng (doughnut & coffee). Ghé qua tiệm, mua vội một ly cà phê và dăm chiếc doughnut.

Nhưng xin thưa, những thói quen đó đều không tốt lắm, vì tuổi cao rồi, ăn như vậy e rằng hơi nhiều. Cho nên cũng cần ăn sáng khác đi.

Chúng ta nên đưa rau, trái cây, ngũ cốc còn một phần vỏ (whole grain) vào giữa đĩa ăn điểm tâm và đẩy đạm động vật sang cạnh đĩa. Rau trái cây cũng có nhiều chất đạm thực vật dễ tiêu hóa và nhiều chất xơ. Ăn như vậy giúp ta ăn bữa cơm tối ngon hơn.

Ta có thể mua sẵn mấy hộp hạt ngũ cốc khô, một bình sữa ít cholesterol, dăm lọ yogurt ít béo để dành dùng dần mỗi sáng. Chỉ việc rót sữa vào cereals rồi ăn.

Hoặc nấu sẵn nồi xôi, chia làm nhiều phần cất trong tủ lạnh. Sáng ra, bỏ vào hâm nóng trong microwave, rắc thìa muối vừng, ít thịt chà bông. Vừa lành mạnh, vừa ngon, vừa tiết kiệm thời gian và tiền bạc.

Hoặc một cốc mỳ ăn liền, cho thêm vài nhánh rau cải luộc sẵn, chỉ việc châm nước sôi vào là có bát mì nóng hổi, vừa ăn vừa thổi.

Một bát cháo nóng, đập thêm quả trứng gà cũng là món điểm tâm lý tưởng. Nhưng chỉ nên trứng gà tuần vài lần thôi, kẻo cholesterol có thể lên cao.

Hoặc tối hôm trước còn dư vài miếng cá kho, thịt rim, ta làm bát cơm nguội với món ăn còn lại này hoặc cơm nguội muối vừng, vừa thơm vừa lành mạnh.

Đây chỉ là những gợi ý. Xin ông và quý vị độc giả "du di chiến thuật", thay đổi để có bữa ăn sáng thích hợp với tình trạng sức khỏe mỗi người.

Chúc ông và gia đình mọi sự bình an.

BỆNH CHÂN - TAY - MIỆNG

Hỏi
Chào bác sĩ Nguyễn Ý Đức
Tôi có người nhà mới từ Việt Nam về kể lại rằng bên đó đang có bệnh tay chân miệng gì đó, thấy nói nguy hiểm lắm. Tôi cứ sợ là người này mang bệnh về bên đây. Bác sĩ vui lòng cho tôi biết bệnh này là bệnh gì mà lạ vậy, ngày xưa khi còn quốc gia, tôi chưa từng nghe nói. Và bệnh có hay lây không. Bên Mỹ có bệnh này hay không. Cảm ơn bác sĩ nhé.
- Trần H (Plano)

Đáp
Thưa Ông,
Đúng như người nhà ông nói, hiện nay bệnh gọi là Chân Tay Miệng đang xuất hiện tại Việt Nam, đặc biệt là ở các tỉnh phía Nam như Sài Gòn, Kiên Giang, Đồng Tháp, Bình Dương, Ninh Thuận, Quy Nhơn, Đà Nẵng và sẽ xảy ra ở các tỉnh phía Bắc khi thời tiết ấm nắng. Bệnh này rất hay lây ông ạ. Nếu người nhà

của ông mà đến thăm các địa phương kể trên thì cũng có thể bị lây bệnh, nhưng theo các nhà chuyên môn thì bệnh thường thấy ở trẻ em hơn là người lớn. Hơn nữa nếu người nhà ông về bên đây cả mấy tuần rồi mà không có dấu hiệu bệnh, thì tôi nghĩ là không bị lây.

Sau đây, tôi xin gửi ông cũng như độc mấy hiểu biết về bệnh này, để bà con nếu có về Việt Nam hoặc mấy quốc gia lân cận, biết để đề phòng.

Bệnh Chân Tay Miệng tiếng Mỹ gọi là Foot-Hand- Mouth disease vì các triệu chứng chính của bệnh xuất hiện ở các nơi này của cơ thể. Bệnh do virus, gây ra.

Bệnh xảy ra ở khắp mọi nơi trên thế giới, theo mùa tại vùng có khí hậu ôn hòa nhiều nhất vào cuối Hè đầu Thu. Vùng nhiệt đới bệnh có quanh năm. Ngay tại Hoa Kỳ cũng có bệnh nhưng hiếm lắm. Tại các quốc gia yếu kém về kinh tế, trẻ đã bị nhiễm bệnh ngay từ tấm bé trong khi đó tại nơi có nền kinh tế khá hơn thì bệnh xuất hiện trễ, ở tuổi trung niên.

Tác nhân Enterovirus tập trung trong đường ruột người bệnh và tồn tại trong phân từ 1-18 tuần lễ sau khi lành bệnh, trong miệng từ 1- 4 tuần lễ. Virus cũng tìm thấy trong đất cát, nước, rau, tôm cua và là nguồn lây lan bệnh qua ăn uống với thực phẩm nhiễm virus.

Triệu chứng:

Tay Chân Miệng có các dấu hiệu đặc biệt ở miệng và chân tay.

Bệnh bắt đầu với cơn sốt nhẹ, người bệnh thấy mệt mỏi, chán ăn uống. Vài ngày sau, trên da nổi lên những chấm ban đỏ rất nhỏ, chừng vài mm. Các chấm này sẽ lớn lên thành mụn nước hoặc mủ mầu trắng đục, hình bầu dục với viền mầu đỏ. Dấu hiệu trên da tập trung ở:

- Trong lòng bàn tay, ngón tay

- Gan bàn chân, ngón chân

- Hai bên miệng, lưỡi, nướu răng, cuống họng có những vết loét lở.

- Bóng nước đôi khi có ở hai bên mông hoặc các vùng khác của cơ thể.

Các vết trên da không gây ngứa nhưng hơi đau khi đè ngón tay lên.

Loét trong miệng và cuống họng gây đau, khiến cho bệnh nhân từ chối ăn, uống và có thể đưa tới thiếu nước cơ thể.

Nói chung bệnh Chân Tay Miệng không trầm trọng và hầu hết bình phục sau một tuần lễ.

Lây lan bệnh

Bệnh lây lan vừa phải từ người qua người, do tiếp xúc trực tiếp với nước mũi, nước miếng, nước từ các bóng nước, khi bệnh nhân hắt hơi, nhảy mũi và trong phân người bệnh.

Những ngày đầu của bệnh là thời gian lây lan mạnh nhất. Là bệnh nhiễm nhưng không phải ai nhiễm virus cũng bị bệnh. Trẻ em dưới 10 tuổi thường hay bị bệnh hơn cả vì các em chưa có hệ thống miễn dịch hoàn hảo. Trẻ em sinh hoạt chung với nhau ở nhà giữ trẻ, mầm non, trường học cũng là môi trường tốt cho bệnh lan truyền từ em này sang em khác.

Chẩn đoán:

Chẩn đoán căn cứ trên tuổi tác của bệnh nhân, các dấu hiệu của bệnh, khám miệng và quan sát các mụn nước trên da.

Đôi khi, bác sĩ cũng làm thử nghiệm kiếm tác nhân gây bệnh với mẫu phết cuống họng và phân người bệnh. Trên thực tế, vì cần nhiều ngày mới có kết quả nên thử nghiệm ít khi được áp dụng.

Điều trị:

Bệnh Tay Chân Miệng thường không cần điều trị vì đa số tự lành trong thời gian từ 7-10 ngày.

Bệnh không điều trị bằng kháng sinh vì kháng sinh không công hiệu với virus.

Bệnh có thể chữa và chăm sóc tại nhà với:

- Trẻ tham dự mẫu giáo, mầm non bị bệnh nên để ở nhà để tránh lan bệnh cho trẻ khác

- Cho trẻ uống nhiều nước lạnh để tránh khô nước. Có thể cho trẻ ăn kem, que nước đá có hương vị (popsicles).

- Để tránh đau thêm cho các vết lở ở miệng, không cho uống nước có chất chua hoặc cay, như nước cam hoặc thức ăn cứng.

- Cho trẻ ăn uống đầy đủ chất dinh dưỡng lỏng, tránh thực phẩm còn quá nóng.

- Giảm sốt và đau cơ thể với thuốc chống đau acetaminophen (Tylenol, paracetamol) hoặc ibuprofen (Advil).

- Không cho bé uống aspirin vì thuốc này có thể gây ra hội

chứng Reyes rất trầm trọng với tổn thương hệ thần kinh.

- Nếu trẻ súc miệng được, súc miệng với dung dịch nước muối (một thìa muối pha trong một ly nước ấm) để giảm đau lở loét trong miệng.

- Thoa kem gây tê trên vết thương ngoài da.

- Không làm vỡ bóng nước để tránh nhiễm độc với các vi khuẩn khác. Bình thường, bóng nước tự khô lành trong mươi ngày.

- Tránh tiếp xúc với chất lỏng của mụn nước, có rất nhiều virus.

Phòng tránh

Hiện nay chưa có thuốc chủng ngừa bệnh Chân Tay Miệng.

Ý kiến chung là bệnh Chân, Tay, Miệng cũng hơi trở ngại trong việc phòng tránh vì đa số nguồn gây bệnh không có triệu chứng rõ rệt. Tuy nhiên, nếu giữ gìn được vệ sinh cá nhân thì nguy cơ lây nhiễm bệnh giảm rất nhiều. Sau đây là các điều cần làm:

- Hướng dẫn mọi người trong nhà nên rửa tay thường xuyên, đặc biệt là sau khi thay tã cho trẻ bị bệnh vì virus có thể còn sống trong phân cả nhiều tuần lễ sau khi bệnh lành.

- Đừng để trẻ em chơi chung đồ chơi với trẻ khác

- Không ôm hôn khi trẻ đang bị bệnh.

- Hướng dẫn trẻ che mũi miệng khi ho hoặc hắt hơi bằng giấy lau rồi vất riêng.

- Mang bao tay cao su khi thoa phấn, kem, chăm sóc thay tã cho trẻ.

- Tẩy rửa bàn ghế, sàn nhà, vật dụng nhiễm virus với dung dịch nước pha với chất tẩy chlorine.

- Không dùng chung chén bát, đũa thìa, khăn mặt với người bệnh.

- Trẻ em bị bệnh nên giữ ở nhà. Gia đình nên thông báo với trường học, lớp mẫu giáo, mầm non về tình trạng bệnh của con em.

- Trẻ bị bệnh chỉ nên trở lại trường sau 2 tuần lễ hết dấu hiệu, triệu chứng.

Hy vọng là các dữ kiện kể trên giúp ông và quý vị độc giả hiểu rõ về bệnh Chân-Tay-Miệng này.

Trở lại với trường hợp của người nhà của ông, nếu cho tới hôm nay mà không thấy dấu hiệu trên da như kể trên, thì tôi nghĩ là an toàn.

Chúc ông và gia đình vui vẻ khỏe mạnh.

CHẤT XƠ

Hỏi

Tôi cứ nghe nói rằng chất xơ rất tốt cho sức khỏe và có thể làm giảm chất béo trong máu. Tôi bị cao mỡ đã hơn năm nay và đang uống thuốc để hạ mà vẫn còn cao. Vậy tôi có nên ăn thêm chất xơ không và ăn những thức ăn nào để có chất xơ. Năm nay tôi đã hơn 60 tuổi rồi và đọc tuần báo Trẻ mỗi tuần.
- *Nguyễn Thị Mai (Sachse)*

Đáp
Thưa bà,
Chất xơ là một hỗn hợp chất tinh bột nằm trong màng tế bào của các loại thực vật.

Có 2 loại chất xơ:

- Loại không hòa tan trong nước, có trong các loại hạt nguyên trạng, vỏ các loại hạt, rau, trái cây. Các chất này hút rất nhiều nước.

- Loại hòa tan trong nước, có trong rau trái, gạo đỏ, yến mạch oats, lúa mạch (barley).

Nói chung, chất xơ có nhiều trong:

- Lá xanh của các loại rau. Cuống lá có nhiều xơ hơn rễ và củ;

- Thực vật tươi, không chế biến

- Vỏ các loại hột và vỏ rau trái cây;

- Hạt nẩy mầm (giá đậu).

Các chất này đều không được tiêu hóa và có rất ít giá trị dinh dưỡng. Tuy nhiên khi ăn vào thì chất xơ có một số tác dụng tốt được nhiều người tin theo và khoa học thực nghiệm cũng phần nào đồng ý. Chúng tôi xin tóm lược như sau để bà cũng như độc giả tuần báo Trẻ đọc, cho vui.

1. Chất xơ với táo bón:

Vì không hòa tan trong nước và khi được ăn với nhiều nước, chất xơ có thể là môn thuốc an toàn và hữu hiệu để phòng tránh bệnh táo bón. Nó làm mềm và tăng lượng phân để bộ tiêu hóa dễ dàng thải ra khỏi cơ thể. Ngoài ra, khi vào đến ruột già, nó được vi sinh vật tranh nhau ăn, tạo ra nhiều hóa chất có hơi (gas). Các hơi này kích thích ruột già làm người ta mót "đi cầu". Một nhận xét cụ thể là trâu bò ăn cỏ, rơm rất nhiều chất xơ nên phẩn rất to và mềm.

2. Chất xơ với bệnh viêm túi ruột già:

Trên vách ruột già thường nổi lên những túi nhỏ tý tẹo, mà theo bác sĩ Lauren V. Ackerman của đại học Nữu Ước thì hầu như người lớn nào cũng có. Mỗi khi thức ăn bị ngưng đọng trong những túi đó thì gây ra tình trạng viêm túi ruột già (diverticulosis).

Vì không hòa tan trong nước, chất xơ có thể ngăn ngừa sự thành hình các túi nhỏ đó bằng cách giảm thiểu sự táo bón và giảm sự căng phồng của ruột già trong việc tống khứ chất phế thải.

Tại Western General Hospital bên Ái Nhĩ Lan, người ta có thể ngăn ngừa sự tái phát ở bệnh nhân mới giải phẫu bệnh viêm túi ruột bằng cách cho ăn nhiều chất xơ.

3. Chất xơ với ung thư ruột già:

Ung thư ruột già hiện giờ đứng hạng thứ nhì trong các loại ung thư ở Mỹ và gây tử vong cho nhiều chục ngàn người mỗi năm. Dinh dưỡng đã được nhắc nhở đến như một cách để phòng ngừa bệnh này.

Viện Ung thư Quốc gia Hoa Kỳ và nhiều tổ chức y tế công tư khác chủ trương và khuyến khích bằng cách giảm tiêu thụ chất béo và tăng thực phẩm có chất xơ. Các khuyến cáo này được kết quả của nhiều nghiên cứu khoa học hỗ trợ.

Có hàng chục cuộc khảo sát đã chứng minh chất xơ có khả năng phòng ngừa bệnh ung thư ruột già. Một cuộc nghiên cứu ở bệnh viện Nữu Ước năm 1989 cho thấy là chất xơ ngăn chận sự xuất hiện của các mụn thịt thừa (polyp) ở ruột già và hậu môn. Những mụn này có khuynh hướng phát triển thành bướu ung thư.

Viện Ung thư Quốc Gia Hoa Kỳ, Hội Ung Thư Hoa Kỳ khuyên nên dùng từ 25- 30 gr chất xơ mỗi ngày.

4. Chất xơ với bệnh tim mạch:

Bác sĩ James Anderson của Đại Học Y khoa Kentucky, Hoa Kỳ đã dành nhiều chục năm nghiên cứu công dụng chất xơ với bệnh tim mạch và tiểu đường. Theo ông ta, chất xơ nhất là từ lúa mạch, giảm cholesterol bằng cách làm gan bớt chế tạo mỡ béo LDL và tăng HDL.

Một nghiên cứu khác cho người tình nguyện ăn nhiều bơ thì cholesterol lên rất cao, nhưng khi thêm chất xơ vào khẩu phần thì cholesterol giảm xuống tới 20%. Cholesterol cao trong máu đã được coi như nguyên nhân gây một số bệnh tim mạch và là đề tài của nhiều nghiên cứu khoa học cũng như câu chuyện để nói khi mọi người gặp gỡ.

5. Chất xơ với bệnh tiểu đường:

Tiểu đường là một nhóm bệnh trong đó đường glucose ở máu lên cao. Bệnh này do hoặc thiếu Insulin hoặc giảm tác dụng của Insulin trong cơ thể. Bệnh rất phổ biến và đưa đến nhiều điều không tốt cho sức khỏe, khả năng làm việc, phẩm chất đời sống con người. Nó cũng ảnh hưởng tới nền kinh tế quốc gia vì số bệnh ngày càng gia tăng, người bệnh hoạn nhiều, rất tốn kém cho sự chăm sóc lâu dài.

Theo kết quả các nghiên cứu của các bác sĩ James W. Anderson, thực phẩm có chất xơ có nhiều khả năng bình thường hóa đường trong máu, giảm đường sau bữa ăn, tăng công hiệu của Insulin. Theo ông ta, loại chất xơ hòa tan trong nước rất công hiệu vì nó tạo ra một lớp keo (gel) lỏng ngăn không cho đường hấp thụ vào ruột và có thể làm giảm đường trong máu tới 30%.

Người mắc bệnh tiểu đường cũng hay bị chứng vữa xơ động mạch vì triglyceride lên cao. Bác sĩ Anderson cho hay chất xơ có thể làm giảm loại mỡ này và mỡ xấu LDL và làm tăng mỡ lành HDL.

6. Chất xơ với bệnh mập phì:

Người bị phì mập thường vì ăn nhiều, nhất là chất mỡ, mà lại không sử dụng, nên năng lượng dư thừa tích tụ trong cơ thể. Tiết chế ăn uống là điều cần thiết để giảm ký.

Phần nhiều thực phẩm giàu chất xơ đều nghèo chất béo, không có chất dinh dưỡng cho nên là món ăn lý tưởng cho những người muốn xuống cân.

Ngoài ra, thực phẩm giàu chất xơ cần thời gian lâu hơn để ăn nhai, không được tiêu hóa và hấp thụ ở bao tử, thường làm người ta no mau và no lâu, do đó giảm nhu cầu ăn nhiều, một điều kiện để khỏi mập phì.

Chất xơ thiên nhiên có công hiệu hơn viên chất xơ.

7. Chất xơ với bệnh ung thư vú:

Một nghiên cứu mới đây của Hội Sức Khỏe Mỹ Quốc (American Health Foundation) ở thành phố Nữu Ước cho thấy là cám lúa mì (wheat bran) rất giàu chất xơ không hòa tan trong nước, có khả năng giảm thiểu lượng estrogen trong máu. Từ đó người ta suy đoán rằng chất xơ trong cám lúa mì có thể giảm thiểu nguy cơ mắc bệnh ung thư vú. Các khảo sát về vấn đề này đang còn tiếp diễn.

Coi như vậy thì bà thấy chất xơ rất tốt cho cơ thể.

Riêng trường hợp của bà thì chúng tôi đề nghị là bà vẫn phải tiếp tục dùng thuốc hạ chất béo do bác sĩ cho toa, đồng thời cũng giảm tiêu thụ chất béo từ động vật và năng vận động cơ thể. Làm được như vậy thì cholesterol sẽ giảm và bà có thể tránh được một số bệnh. Bà nên dùng các loại thực phẩm có nhiều chất xơ mà tôi đã nêu ra ở đầu bài viết.

Kính chúc bà và gia đình được mọi sự bình an.

DA KHÔ

Hỏi
Tôi năm nay đã ngoài 60 tuổi, có vấn đề về khô da và ngứa vô cùng, Tôi cũng đã đi bác sĩ mà sao vẫn không bớt. Bác sĩ có cách nào chỉ cho tôi để làm da bớt khô không.
- Thanh Nguyễn

Đáp
Thưa bà,

Cũng có nhiều người, đặc biệt là quý vị tuổi cao thường bị da khô giống như của bà. Da khô không gây ảnh hưởng xấu cho sức khỏe, nhưng hơi khó chịu vì khô làm ta cảm thấy ngứa ngáy, gãi muốn chảy máu mới đã cơn ngứa. Và da khô nom nó cũng kém thẩm mỹ, đặc biệt là nếu xuất hiện trên khuôn mặt hoa da phấn, hoặc trên đôi bàn tay vốn mịn màng.

Nguyên nhân:

Thường thường thì da hay khô vào mùa Đông vì thời tiết lạnh và không khí lại khô làm bay lớp ẩm trên da. Nói vậy không có nghĩa là vào mùa Hè, da không khô. Các nhà chuyên môn có nhận xét là với tuổi cao, da thường hay khô vì các cụ lười uống nước và cũng vì cảm thấy không khát. Và nam giới dường như tuyến nhờn trên da hoạt động mạnh hơn, nên da tương đối ẩm hơn da nữ giới.

Da khô còn thấy trong một số bệnh như:

- Bệnh suy tuyến giáp (thyroid gland), trong đó không có đủ hormon của tuyến này để kích thích hạch mồ hôi và hạch nhờn hoạt động, khiến cho mặt không còn trơn, trán không còn bóng, da khô.
- Bệnh vẩy nến (Psoriasis) cũng

có làn da rất khô và ngứa.

- Bệnh tiểu đường không được kiểm soát.

- Mất nước trong cơ thể vì tiêu chảy, ói mửa, đổ mồ hôi nhiều khi làm việc ngoài nắng hoặc vận động cơ thể quá mạnh mà không uống nước cũng làm cho da khô.

- Một vài dược phẩm như thuốc trị mụn trứng cá Accutane, thuốc lợi tiểu, vài loại kháng sinh hoặc khi uống nhiều rượu, cà phê.

- Dinh dưỡng kém, thiếu sinh tố A và các sinh tố nhóm B làm da khô.

Dấu hiệu:

Da thường hay khô ở vùng bụng, hai bên cạnh sườn, tay, chân.

Khô quá, da sẽ nhăn nheo, co lại, mặt da gồ ghề với những mảnh da mỏng nhỏ tróc ra. Đôi khi da quá khô đến nỗi nứt nẻ, chảy máu, đặc biệt là ở bàn tay, bàn chân.

Khô da thường đi đôi với cảm giác ngứa vì da luôn luôn bị kích thích. Mà ngứa là phải gãi cho đã. Nhưng sự gãi không giải quyết được vấn đề và còn có thể làm da trầy rách, mở đường cho vi khuẩn xâm nhập, gây ra viêm nhiễm da. Nếu không phòng tránh, chữa trị, da khô có thể đưa tới viêm da, viêm nang lông. Da có thể bị nhiễm trùng lở loét trầm trọng.

Chăm sóc - Điều trị:

Thường thường da khô không gây nguy hại cho sức khỏe và mỗi người có thể tự chăm sóc với các hiểu biết và phương thức sẵn có. Tuy nhiên, khi da khô mà không giảm bớt với chăm sóc cá nhân, đều cần phải được bác sĩ khám và điều trị. Bà có thể áp dụng một số phương thức như sau:

1. Theo ý kiến nhiều người, về mùa Đông, ta ít đổ mồ hôi lại mặc quần áo che kín thân mình, cơ thể tương đối sạch sẽ nên cũng không cần tắm mỗi ngày mà có thể mỗi hai ngày. Nhưng mỗi ngày cần lau rửa chỗ kín.

2. Khi tắm không nên kéo dài quá 15 phút và tắm với nước vừa đủ ấm. Tắm nước quá nóng quá lâu lấy đi các chất nhờn bảo vệ da và làm da mau hư và khô.

3. Sau khi tắm, lau nhẹ những giọt nước trên mình với tấm khăn mềm, thoa vỗ nhẹ để giữ độ ẩm càng nhiều càng tốt rồi bôi kem ẩm lên da.

4. Da mặt: Không nên dùng xà bông hoặc mỹ phẩm lau mặt quá mạnh để tránh mất độ ẩm và chất dinh dưỡng trên da. Thoa kem buổi sáng và buổi tối nhất là

chung quanh mắt và trán nơi có nhiều vết nhăn. Trước khi đi ngủ nhớ lau hết phấn son trên mặt.

5. Dùng xà bông, shampoo nhẹ ít chất tẩy rửa (detergent) để tránh kích thích da.

6. Bôi kem mềm ẩm da nhiều lần trong ngày.

7. Chắc là bà không hút thuốc lá vì nicotine làm mạch máu co hẹp, giảm lưu thông máu tới các tế bào, chất dinh dưỡng và oxy ít đi.

8. Tránh ánh nắng gay gắt. Bôi kem chống tia tử ngoại khi ra ngoài trời nắng gắt trong thời gian lâu trên nửa giờ.

9. Dinh dưỡng đầy đủ, cân bằng.

Ăn nhiều loại rau có mẩu vàng đậm như cà rốt, dưa canteloup, cam... có nhiều betacaroten, cần thiết cho da. Giảm thiểu các loại hành, tỏi... có nhiều sulfur kích thích da. Bớt tiêu thụ thực phẩm chiên rán, nước ngọt, nước trái cây nhái hiệu, cà phê đen.

Ngoài ra, muốn da tốt bà nên ngủ đầy đủ và vận động cơ thể mỗi ngày. Ngủ để giúp các tế bào có thì giờ tái tạo, tu bổ hư hao. Vận động giúp máu huyết lưu thông để nuôi dưỡng da.

Về kem tăng ẩm da, nhiều người thích loại có chất Alpha hydroxy acid lấy ra từ rượu vang đỏ, sữa chua và trái cây. Chất này kích thích tế bào da tăng sinh mạnh, làm da mịn.

Da mỗi người có độ acid/kiềm khác nhau, nên cần nhờ chuyên viên thẩm mỹ thử và hướng dẫn loại kem ẩm thích hợp.

Các tinh dầu thực vật rất tốt để giữ da ẩm. Dầu Avocado đặc rất thích hợp cho da khô thiếu nước; dầu cà rốt: tốt cho da bị ngứa, rát; dầu castor tốt cho da bị khô nứt.

Nếu da có ngứa, xin đừng gãi mà lấy một chiếc khăn mềm ngâm nước đá lạnh phủ lên, là cảm thấy dễ chịu ngay.

Cũng có thể ra tiệm thuốc tây mua các lotion có chất camphor, menthol, calamine hoặc diphedrinamin (benadryl), thoa trên da ngứa.

Nếu cần, bác sĩ có thể cho thuốc bôi có chất cortisone, rất tốt để trị ngứa da.

Hy vọng là khi áp dụng các ý kiến trên đây, da của bà bớt khô. Bà cho chúng tôi biết kết quả nhé.

Chúc bà luôn luôn khỏe mạnh.

HẠT ĐẬU

Hỏi

Tôi bị bệnh tiểu đường từ hơn 10 năm và mới đi khám bác sĩ gia đình về, và bà ấy có khuyên tôi là nên ăn nhiều các loại hạt đậu. Theo bà ấy thì đậu có nhiều chất đạm tốt và cũng giảm đường trong máu. Có đúng không bác sĩ. Xin bác sĩ giải thích dùm nhé.

- Ông Nghi (GA)

Đáp

Đúng như bác sĩ của ông nói, đậu là một loại thực phẩm có nhiều tác dụng tốt đối với cơ thể, đặc biệt là bệnh nhân bị bệnh tiểu đường. Sau đây chúng tôi xin trình bầy cặn kẽ để bà và quý độc giả Trẻ hiểu rõ.

Đậu được trồng ở khắp nơi trên thế giới và có tới trên mười ngàn loại khác nhau. Tuy nhiên các bà nội trợ thường chỉ quen thuộc với một số ít các loại đậu như là đậu hà lan, đậu tây (cô ve), đậu đen, đậu đỏ, đậu pinto, đậu ngự, đậu nành...

Hạt đậu nằm trong vỏ dài mà khi chín khô sẽ nứt ra làm đôi. Theo các nhà khảo cổ thì đậu được trồng trước tiên ở các quốc gia Đông Nam Á châu từ cả chục ngàn năm về trước. Nhiều nơi, đậu được gieo giữa hai luống ngô, vì đậu có thể hấp thụ nitrogen từ không khí, tồn trữ dưới đất và làm đất giầu thêm chất này để giúp ngô tăng trưởng.

Giá trị dinh dưỡng:

Hạt đậu là nguồn dinh dưỡng rất phong phú, ngon mà tương đối lại rẻ tiền.

Đậu nành cung cấp đủ các loại amino acid thiết yếu mà cơ thể cần. Đậu có nhiều calci, cho nên các vị tu hành, người ăn chay có thể sống lành mạnh chỉ với đậu hũ và các loại sản phẩm khác của đậu nành. Nói chung, đậu có lượng đạm chất cao hơn các các loại ngũ cốc khác từ hai đến năm lần.

Hạt đậu có nhiều sinh tố nhóm B, nhiều sắt, kali, rất nhiều chất xơ. Đa số hạt đậu đều có rất ít chất béo và năng lượng, ngoại trừ đậu nành và đậu phộng lại có nhiều chất béo tốt ở dạng chưa bão hòa.

Đậu có ít năng lượng nhưng chứa nhiều nước.

Một trăm gram đậu nấu chín cung cấp khoảng 100-130 Calori và 7 gram chất đạm, tương đương với số đạm trong 30 gram thịt động vật. Đậu nẩy mầm có nhiều đạm hơn đậu nguyên hạt. Khi ăn chung đậu với các loại hạt, đạm của đậu có phẩm chất tương đương với đạm động vật.

Người Bắc Mỹ và người châu Âu ít chú ý đến các loại đậu vì phải mất nhiều thời gian để nấu hoặc phải ngâm đậu trước khi nấu.

Để tiết kiệm thì giờ, dùng đậu chế biến nấu sẵn đựng trong hộp rất tiện lợi: chỉ cần đổ bớt nước mặn trong đậu hoặc rửa đậu cho bớt mặn rồi nấu.

Nhưng người Nam Mỹ và Á Châu xem các loại hạt đậu là một thành phần quan trọng của lương thực.

Ở Châu Mỹ La Tinh, từ Mễ Tây Cơ xuống đến Trung Mỹ, Nam Mỹ, đâu đâu cũng thấy có đậu đen và đậu đỏ (black and red beans) trong các bữa ăn.

Ở Ấn Độ, đậu lăng (lentil) được ăn trộn với gạo và rất phổ biến. Nhật Bản có loại đậu màu nâu gọi là azuki được ăn với cơm.

Ưu điểm của đậu:

1. Đậu chứa một loại chất xơ gọi là pectin. Chất xơ này có khả năng hút nước và nở ra trong dạ dày khiến người ta có cảm giác no không thèm ăn. Nó cũng làm chậm tiến trình hấp thụ thực phẩm trong ruột, giúp bệnh nhân tiểu đường tránh được sự tăng gia quá mau đường huyết, và cơ thể khỏi phải tiết ra nhiều insulin.

Các loại đậu chứa nhiều pectin có thể giữ vai trò quan trọng trong sự làm giảm lượng cholesterol trong máu, còn tốt hơn cả loại cám yến mạch (oat bran).

Trong các loại đậu, đậu nành được xem là hữu hiệu nhất để giảm cholesterol và triglyceride trong máu.

Nghiên cứu ở Ý và Thụy Sĩ cho thấy là, bệnh nhân có cholesterol cao, mà ăn nhiều chất đạm từ đậu nành thay thế cho thịt cá, thì mức cholesterol của họ giảm xuống đến 31%. Kết quả này xem ra còn tốt hơn tác dụng của các loại thuốc giảm cholesterol đắt tiền bán trên thị trường.

Bác sĩ James Anderson thuộc Đại học Kentucky, khuyên bệnh nhân mỗi ngày ăn một cốc đậu pinto nấu chín để hạ cholesterol.

2. Cũng theo bác sĩ Anderson, ăn đậu thường xuyên giảm nhu cầu Insulin để chữa bệnh tiểu đường, vì đậu làm đường trong máu tăng lên rất chậm.

3. Gần đây các nhà khoa học lại mới tìm ra một tác dụng vô cùng bổ ích của các hạt đậu, đó là khả năng chống ung thư. Đậu có chứa chất acid phytic, một chất chống oxy hóa rất mạnh, có thể chận đứng tiến trình ung thư hóa

của tế bào.

Ngoài ra, khảo cứu trên một số động vật trong phòng thí nghiệm cho thấy đậu, nhất là đậu "pea" và đậu lăng "lentil" có chứa chất ức chế protease là chất có khả năng phòng chống ung thư da, vú và gan ở động vật. Thử nghiệm ở người cũng thấy tác dụng tương tự về phòng chống ung thư vú và nhiếp hộ tuyến.

Chuyên gia về ung thư Anne Kennedy cho chuột ăn một hóa chất gây ung thư, nhưng khi chất ức chế protease được bôi vào miệng chuột thì ung thư không xảy ra.

4. Đậu giúp đại tiện đều đặn, dễ dàng vì phẩn to hơn, mềm hơn, từ đó giảm thiểu được các nguy cơ ung thư ruột già và trực tràng. Đó là kết quả các nghiên cứu của Tiến sĩ Sharon Fleming, Đại học Berkeley, California.

5. Một khoa học gia Ấn Độ là SN. Sanyaldan nhận thấy dân số của người Tây Tạng không thay đổi trong suốt 200 năm. Thực phẩm chính của họ là một loại đậu. Sau nhiều năm tìm hiểu, ông ta thấy rằng đậu này có khả năng ngăn ngừa sinh đẻ nhờ hóa chất m-xylohydroquinone. Ông ta thử cho phụ nữ dùng chất này thì tỷ lệ sinh đẻ giảm hẳn, còn với nam giới thì chất này cũng làm cho số lượng tinh trùng giảm. Nhận xét này đang được nghiên cứu kiểm chứng thêm. Ngoài ra có lẽ tác dụng của nó không mạnh bằng các dược phẩm ngừa thụ tinh hiện có, nên ít ai để ý đến...

Coi vậy thì các loại đậu đều rất tốt cho cơ thể. Chúng tôi nghĩ là ông có thể làm theo như lời khuyên của vị bác sĩ gia đình. Nhưng cũng xin đừng quên dùng thuốc hạ đường huyết đều đặn và dành thời gian để vận động cơ thể mỗi ngày.

Chúc ông mọi sự bình an.

RỤNG TÓC

Hỏi

1- Thưa BS, tôi năm nay 45 tuổi, trước đây tôi có mái tóc dày, dài nhiều người khen đẹp, thời gian gần đây mỗi lần chải thấy bị rụng nhiều, có cảm giác tóc bị thưa, mỏng ít hơn trước rất nhiều. Thưa bác sĩ Có phải bị stress hay thiếu sinh tố gì?
Kính nhờ BS giải đáp cho.
- Tiên Tóc Dài (Một độc giả báo Trẻ ở FL).

2- Hai vợ chồng tôi đều bị giống nhau, là móng tay đều có sọc xuôi, có người nói nó liên quan tới chứng rụng tóc. Mà cả hai vợ chồng chúng tôi đều bị rụng tóc rất nhiều. Chúng tôi đều trên 50 tuổi.

Kính nhờ BS chỉ dẫn.

- Anna

Đáp

Chào nhị vị Tiên Tóc Dài và Anna,

Câu hỏi của hai vị liên quan tới tóc cho nên tôi xin trả lời chung nhé.

Trung bình, mỗi người có khoảng trên 100,000 sợi tóc. Tóc mọc theo 2 giai đoạn: mọc và nghỉ. Giai đoạn mọc kéo dài khoảng từ 2-3 năm và mỗi tháng tóc dài ra khoảng 1 cm. Giai đoạn ngưng mọc kéo dài vài ba tháng. Cuối cùng thì tóc rụng và từ chân tóc đó, một tóc mới mọc ra. Bình thường, mỗi ngày ta rụng mất từ 50 tới 100 sợi tóc. Nhưng khi mà tóc rụng nhiều hơn hoặc rụng từng mảng thì đây là một điều rất đáng quan tâm, cần được tìm hiểu nguyên do để mà điều trị.

Nguyên nhân

Có rất nhiều nguyên nhân khiến cho tóc rụng:

- Dùng mỹ phẩm cho tóc không đúng theo lời chỉ dẫn của nhà bào chế. Đó là các hóa chất để nhuộm tóc, uốn tóc, tẩy tóc. Nếu ta theo đúng chỉ dẫn thì các mỹ phẩm này ít gây ra thiệt hại cho tóc; nhưng nếu ta bôi trên tóc lâu quá hoặc dùng quá thường xuyên thì tóc sẽ bị hư, giòn, dễ gẫy và dễ rụng hoặc khi dùng thuốc nhuộm và uốn cùng một lúc.

- Thay đổi hormone trong cơ thể

Khi hormone trong cơ thể thay đổi hoặc mất thăng bằng, tóc có thể tạm thời rụng. Đó là trong các trường hợp như mang thai, sanh con, ngưng uống thuốc viên ngừa thai, bắt đầu thời kỳ mãn kinh hoặc khi tuyến giáp hoạt động quá mạnh hay quá yếu. Tóc có thể rụng tới 3 tháng sau khi có thay đổi về hormone và cần 3 tháng để mọc lại. Khi có thai, bà mẹ thường có mái tóc dày đẹp nhưng sau khi sanh khoảng 3 tháng thì tóc thưa dần, có khi kéo dài cả nửa năm mới ngưng. Lý do là trong thời gian có thai, tóc được hormone nuôi dưỡng. Sau khi sanh, hormone giảm đưa đến tóc rụng.

Nếu mất thăng bằng hormone mà testosterone lại tiết ra quá nhiều thì tóc trên đỉnh đầu lại rụng thêm.

- Khi búi tóc, nhiều người kéo tóc ra quá căng cũng làm tóc bị hư, rụng.

- Khi chải đầu, dùng lược quá mau (răng liền nhau) hoặc chải quá mạnh cũng gây rụng tóc.

- Rụng tóc hói theo di truyền.

- Rụng tóc vì bị bệnh Alopecia Areata xảy ra cho bất cứ một tuổi nào, lớn cũng như trẻ em.

- Chữa ung thư bằng tia phóng xạ hoặc hóa chất. May mắn là sau hóa xạ trị, tóc mọc trở lại được.

- Một vài dược phẩm như vài thứ

thuốc chữa bệnh phong thấp, cao huyết áp, bệnh tim, thuốc viên ngừa thai, thuốc làm máu loãng.

Suy dinh dưỡng như thiếu chất đạm, sắt hoặc dùng nhiều sinh tố A.

Đặc biệt là khi cơ thể có nhiều Stress căng thẳng tâm thần, buồn rầu lo nghĩ là tóc rụng nhiều.

Điều trị:
Việc điều trị đặt trọng tâm vào:
- Trước hết là phải truy tìm và tránh xa nguyên nhân đưa tới rụng tóc.
- Sử dụng hóa chất mỹ phẩm về tóc đúng cách.
- Dành cho tóc một sự chăm sóc cẩn thận và nhẹ nhàng.
- Chữa các bệnh gây ra rụng tóc.

Hiện nay có nhiều dược phẩm giúp mọc tóc như Propecia (mỗi ngày một viên, tốn khoảng 50 mỹ kim mỗi tháng); Rogaine Minoxidil bôi. Các thuốc này cần được dùng trong thời gian khá lâu (từ 3 tới 6 tháng) mới thấy kết quả, đồng thời thuốc cũng khá mắc.

Nếu tóc rụng quá nhiều thì ta có thể cấy tóc. Các bác sĩ thẩm mỹ cho hay đây là một phương pháp rất hữu hiệu và đã được áp dụng từ năm 1930 ở bên Nhật. Bác sĩ chuyên khoa sẽ lấy từ vài sợi tóc đến vài chục sợi tóc trên đầu nơi có nhiều tóc mọc của người bệnh rồi cấy vào nơi tóc rụng nhiều. Mỗi lần cấy cách nhau vài tuần. Tùy theo cấy tóc nhiều hay ít, việc cấy có thể hoàn tất trong vòng nửa năm tới vài năm. Tổn phí thay đổi từ dăm ngàn mỹ kim tới vài chục ngàn mỹ kim.

Ngoài ra, ta có thể mang những lọn tóc giả bằng sợi hóa học hoặc tóc thật với nhiều kiểu khác nhau.

Dinh dưỡng cũng rất quan trọng để bảo vệ tóc. Ta nên sắp đặt để có một chế độ có đầy đủ các chất dinh dưỡng khác nhau.

Riêng về móng tay của Anna có sọc xuôi thì có thể là do thiếu chất kẽm (zinc). Kẽm có nhiều trong các loại hải sản, nhất là sò. Ngoài ra kẽm còn có trong thịt, gan động vật, sữa, mầm lúa mạch.

Chúc bạn, hai vị có mái tóc trở lại vừa dài vừa đẹp như thuở xưa vì "Cái Răng cái Tóc là gốc con người". Thực vậy, một mái tóc đẹp, một nụ cười duyên làm tăng vẻ đẹp của con người lên rất nhiều.

ĐI MÁY BAY KHI CÓ THAI

Hỏi

Tôi đang có thai được hơn năm tháng và vì công việc cho nên thường phải bay nơi này nơi khác.

Xin bác sĩ cho biết là đi máy bay như vậy có ảnh hưởng gì tới thai

hay không. Hiện nay tôi thấy trong người khỏe mạnh, thai máy đều đặn và tôi mới đi khám thai, bác sĩ nói mọi chuyện đều bình thường.
- Bà Nguyên (Dallas)

Đáp

Chúc mừng bà sắp có cháu bé. Không biết lần này là lần thứ mấy và cháu là trai hay gái. Chúng tôi xin góp ý về câu hỏi của bà, và cũng là thắc mắc của nhiều bà con mình.

Theo Hội Sản Phụ Khoa Hoa Kỳ, thời gian an toàn nhất để bay là từ 18 tới 24 tuần lễ của thai kỳ. Bay sau 28 tuần lễ sẽ có nhiều rủi ro sanh non. Bay trước 12 tuần lễ thì nôn khan nhiều hơn hoặc rủi ro sẩy thai gia tăng.

Nói chung, thai phụ có thể bay không giới hạn nếu thai kỳ ở tam cá nguyệt thứ nhất và thứ 2. Tới tam cá nguyệt thứ ba thì có vài giới hạn. Sau 36 tuần lễ thì nhiều hãng không nhận vì đây là thời gian mà sự "nở nhụy khai hoa" có thể xảy ra bất cứ lúc nào. Cũng nói thêm là nhiều khi khách vì một nhu cầu nào đó mà vẫn muốn đi máy bay, nhưng cố tình che đậy, giấu giếm thai nghén thì nhân viên soát vé lên tầu cũng bó tay, trừ khi bụng mang dạ chửa rõ ràng rành. Thai phụ có thể bó bụng, mặc quần áo rộng thùng thình để che giấu, như trường hợp một phụ nữ Phi Luật Tân lén lút sanh rồi bỏ con trong cầu tiêu trên chuyến bay từ Bahrain Trung Đông tới thủ đô Manille vào ngày 16 tháng 9, 2010.

Một số thắc mắc:

1. Thời kỳ nào an toàn và nhiều rủi ro khi bay?

Theo các nhà chuyên môn y tế, an toàn nhất là từ tuần lễ 18-24 của thai kỳ. Sau 36 tuần lễ sẽ có nhiều rủi ro sanh trên máy bay. Ngoài ra ở thời kỳ cuối này mà mẹ mang thai, bị bệnh tiểu đường, cao huyết áp, xuất huyết của mình thì bác sĩ thường khuyên hoãn chuyến bay và ổn định bệnh tình.

2. Các máy rà xét vũ khí tại phi trường có ảnh hưởng gì tới thai nhi không?

Máy này không dùng tia X-Ray mà dùng điện từ (electromagnetic), không có phóng xạ, để khám phá vật kim loại giấu trong người, do đó an toàn cho cả mẹ lẫn con. Máy cho hình dáng đường cong của cơ thể. Nếu có vũ khí kim loại giấu dưới lớp quần áo là thấy rõ. Nếu mình còn e ngại thì có thể yêu cầu rà cơ thể với bàn tay của nhân viên an ninh.

3. Giảm áp suất không khí trong lòng máy bay có ảnh hưởng tới thai nhi và bà mẹ không?

Cơ quan không gian Hoa Kỳ đòi

hỏi máy bay thương mại duy trì áp suất chuẩn trong lòng máy bay, cho nên nếu khỏe mạnh bình thường thì cả mẹ lẫn con đều an toàn. Tuy nhiên áp suất trong máy bay thấp hơn bên ngoài, lượng oxy trong máu hành khách hơi thấp vì vậy nhịp tim cũng như huyết áp sẽ hơi tăng cao để cơ thể có thêm dưỡng khí. Do đó nếu bà mẹ bị bệnh thiếu máu, bệnh hồng cầu liềm (sickle cell disease), tiền sử máu cục hoặc nhau thai yếu thì cả mẹ lẫn con đều có rủi ro và nên hỏi ý kiến bác sĩ.

4. Có người nói bay ở độ cao sẽ chịu ảnh hưởng của phóng xạ vũ trụ.

Phóng xạ vũ trụ ở mức độ rất thấp cho nên chưa có chứng cớ ảnh hưởng tới thai nhi. Tuy nhiên thai nhi cũng rất nhạy cảm với phóng xạ này và trong lâu dài có thể có ảnh hưởng nếu bay thường xuyên. Các nhà chuyên môn đề nghị không nên bay quá 200 giờ trong suốt thai kỳ.

Mấy điều nên áp dụng:

1- Khi đặt vé, nên lựa chỗ ngồi phía giữa khoang máy gần cánh máy bay để giảm thiểu dao động khi phi cơ rơi vào vùng nhiễu loạn áp suất, máy bay nhồi lên xuống.

2- Lấy chỗ ngồi tại cạnh lối đi để dễ dàng đứng lên đi lại hoặc tới phòng vệ sinh. Ghế này cũng tương đối có khoảng trống để cử động cơ thể, chân tay.

3- Lâu lâu nên đứng dậy, đi tới đi lui trong lòng máy bay để xương khớp, cơ bắp chuyển động, tránh đau nhức. Ngoài ra khi ngồi bất động một thời gian lâu, sự lưu thông khí huyết các tĩnh mạch nằm sâu ở bắp chân chậm lại, dễ dàng đưa tới kết tụ máu cục rất nguy hiểm. Khi ngồi, cũng nên thường xuyên co duỗi bàn chân cổ chân.

4-Luôn luôn cài dây an toàn khi ngồi. Đặt dây an toàn phía bụng dưới, ngang hông để dây khỏi ép vào thai nhi.

5- Uống nhiều nước để khỏi bị thiếu vì không khí trong máy bay khô, cơ thể dễ bốc hơi. Trước và trong khi bay, không nên uống cà phê, nước trà vì đây là chất lợi tiểu, đưa tới tiểu tiện nhiều và mất nước. Tránh thực phẩm tạo gas như bắp cải hoặc nước giải khát có gas để tránh gas dãn nở khi lên cao độ, gây ra đầy hơi khó chịu.

6- Mặc quần áo lẻ (separates) thoáng rộng thoải mái, ít cúc, dây cột để dễ dàng trong nhà vệ sinh. Mặc nhiều lớp quần áo để thích nghi với nhiệt độ thay đổi bất thường.

Bàn chân dễ bị tụ nước, phù

sưng, nên mang giày vừa vặn. Mang theo đôi dép lê nhẹ mềm rộng (slipper) hoặc tất dầy để mang khi muốn bỏ giầy cho thoáng hơi chân.

7- Coi lại bảo hiểm sức khỏe có trả cho phí tổn sanh để hay không, vì có thai là sự kiện có trước (pre-existing condition) và chi phí khẩn cấp ở nước ngoài nhiều khi rất cao. Mang thai được coi như tương đối có nhiều rủi ro, cho nên nhiều bảo hiểm từ chối khi mẹ con bay vào 8 tuần lễ cuối trước khi sanh.

Và lời cuối là: yêu cầu bác sĩ của mình giới thiệu cho một bác sĩ sản phụ khoa ở nơi mình sắp tới, phòng hờ khi cần. Cũng nên mang theo một hồ sơ y khoa về tình trạng sức khỏe đặc biệt là các chi tiết liên quan tới thai nghén, như ngày cuối có kinh, có thai bao lâu, kết quả khám nghiệm mới đây, các thai kỳ trước có trở ngại gì không, tình trạng thai nhi, thuốc men đang uống...

Trường hợp của bà mới có thai 5 tháng thì còn an toàn.

ALLERGY- DỊ ỨNG

Hỏi

Cứ vào mùa lạnh là tôi bị đủ chứng về allergy: ho, nhảy mũi, chảy mũi, thở khò khè. Thậm chí khó ngủ hoặc tỉnh giấc nửa đêm. Sau đó ngủ lại thì giấc ngủ không sâu, chập chờn và dậy trễ. Tính ra tôi ngủ 7 tiếng là đủ, nhưng ngủ chập chờn thì cộng lại chắc 8, 9 tiếng mà người vẫn ngầy ngật, khó chịu, lờ đờ.

Các bạn tôi đều uống thuốc chống allergy, loại mua tự do, loại bác sĩ cho. Thuốc tự do tạo ra ngầy ngật. Dạo trước tôi cũng ra CVS mua vài loại, uống ngọt như chè, chẳng hiệu quả gì. Sau đó tôi... giận, chẳng bao giờ uống thuốc chống allergy nữa.

Có người thấy tôi sổ mũi, mắt đỏ, có khi ngứa ngáy thì ái ngại bảo tôi nên uống thuốc. Có người lại bảo: chịu đựng gần hết mùa rồi thì chịu luôn, uống làm gì. Cái gì cũng thuốc riết rồi cơ thể nó lờn. Phải cho nó "chiến đấu" với virus để lấy kinh nghiệm. Giống như con nhà giàu, hơi một tí là lăn đùng ra bệnh. Trong khi con nhà nghèo ăn dơ, ở bẩn lại khoẻ.

Tôi nghe cũng có lý nên không tìm mua thuốc nữa. Bác sĩ thấy vậy có nên không, cho tôi một lời khuyên. Xin cảm ơn bác sĩ.

- Trần Uyển Hương (Atlanta, GA)

Đáp

Chào bà Trần Uyển Phương,

Chúng tôi rất tâm đắc với phương thức giải quyết dị ứng của bà, vì nó cũng phần nào hợp tình hợp lý và nhiều người trong y giới cũng có cùng ý kiến.

Trong đời sống hiện tại, với môi

trường ô nhiễm đủ thứ từ phấn của cỏ cây hoa lá tới hóa chất bụi bặm, cộng thêm thời tiết nóng lạnh đảo ngược bất thường, thì số người bị dị ứng gia tăng. Ho hen khó thở, nhảy mũi hắt hơi, nước mắt giàn giụa gây trở ngại cho đời sống sinh hoạt hàng ngày, gây khó khăn cho giấc ngủ cũng như làm phiền lòng người này người khác. Đang hàn huyên tâm sự vui chơi, đang trang nghiêm đọc kinh cầu nguyện mà hắt hơi liên tục, nhớt dãi văng bắn tứ tung thì cũng mất vệ sinh, khiếm nhã. Mà chạy ra tiệm mua những loại thuốc chống allergy thì, như bà nói, uống vào nó làm cho ngầy ngật, khó chịu lờ đờ suốt ngày mà dị ứng vẫn còn, thì cũng đáng giận, chẳng thèm dùng như bà đã làm.

Thực ra, những thuốc gọi là chống dị ứng mà bà mua không cần toa hoặc do bác sĩ biên toa, không có công dụng chữa hoặc phòng tránh dị ứng, mà chúng chỉ giảm thiểu những dấu hiệu do dị ứng gây ra. Chúng làm bớt sổ mũi hắt hơi, khó thở ho hen... chứ nguyên nhân đưa tới dị ứng vẫn còn đó, vẫn lởn vởn trong môi trường, trong cuộc sống của chúng ta, rất khó mà loại bỏ. Chúng luôn luôn rình rập tấn công những người mẫn cảm với chúng, những chất gây ra dị ứng. Chúng là những mốc meo trong buồng tắm, là những

bọ mạt trong phòng ngủ phòng khách, bụi bặm trên màn cửa, trên những tấm thảm, và chúng là phấn từ những bông hoa ngoài vườn, những cây sồi cây thông ngoài công viên, dọc xa lộ... là hóa chất phân bón, dầu xăng ngoài garage, trong thành phố ô nhiễm.

Vậy thì bi giờ phải làm sao? Chẳng lẽ ta lại thu mình trong một nhà kính, không tiếp xúc với ngoại cảnh ngoại vật hoặc sống giữa biển khơi, sa mạc, núi cao. Phải kiếm cách mà đối phó chứ. Xin đề nghị vài phương thức:

- Với chất gây dị ứng: chất nào mà ta có thể loại bỏ được như meo mốc, bụi bặm trong nhà thì quét dọn nhà cửa, lau rửa nơi có mốc meo...Với chất gây dị ứng từ không gian, thì tránh chúng đi mà nếu không tránh được thì giới hạn sự tiếp xúc với chúng. Chẳng hạn phấn hoa thường có vào sáng sớm thì tránh ra ngoài vào giờ này, mang khẩu trang khi ra ngoài, lái xe cửa kính lên cao... Tránh voi chẳng xấu mặt nào.

- Ngoài ra nhiều người sau một thời gian tiếp xúc dần dần với chất gây dị ứng cũng trở thành thân thuộc với nhau, bớt khó chịu. Đây cũng là phương pháp phòng ngừa trong đó bác sĩ chích cho bệnh nhân một chút xíu chất gây dị ứng rồi tăng thêm liều lượng cho đôi bên trở nên thân thiện, sống chung hòa bình với nhau. Nó cũng tương tự như chuyện bà nói, nhà nghèo ăn ở bẩn thỉu thì họ cũng quen đi, ít bệnh tật. Công chúa đứt tay, thợ cẩy lủng ruột đó mà.

- Nếu bà thấy dấu hiệu dị ứng quá phũ phàng dai dẳng gây khốn khổ thì đi bác sĩ khám bệnh và bs sẽ điều trị với dược phẩm ít gây ra ngầy ngật, buồn ngủ.

Cũng xin nói cho rõ là dị ứng là do một chất nào đó gây ra chứ không phải là virus. Virus có thể gây ra cảm lạnh với dấu hiệu tương tự dị ứng như là sổ mũi hắt hơi...

Chúc bà mọi sự bình an, sớm không còn bị dị ứng quấy rầy.

STRESS

Hỏi

Từ mấy tháng nay ông xã tôi suốt ngày cứ cặm cụi làm việc, mà lại làm nhiều thứ khác nhau, đến nỗi tối về nhà là cứ bơ phờ, kêu mệt rồi gắt gỏng với vợ con. Ổng cũng kêu là không ngủ được và hay bị nhức đầu. Bác sĩ cho tôi biết bệnh của nhà tôi và tôi phải làm gì bây giờ.

Đáp

Những dấu hiệu của ông nhà mà bà nói có thể là do căng thẳng khi ổng làm việc nhiều mà ra. Mà căng thẳng trong đời sống

không phải là điều mới lạ đâu bà ơi. Ngay từ thuở xa xưa, các cụ ta cũng có những căng thẳng rồi. Chẳng hạn như các cụ sợ thú rừng hung dữ ăn thịt; sợ nước lũ cuốn trôi; sợ thần linh trừng phạt. Nhất là sợ về nhà bị vợ cằn nhằn vì đi săn không bắt được con mồi nào mang về, bị vợ bắt phải ngủ ngoài trời...Và còn nhiều thứ sợ khác nữa.

Rồi tới thời đại văn minh ngày nay thì cũng có cả trăm thứ căng thẳng. Do đó, có người đã ví stress là hậu quả của nếp sống tiến bộ. Cuộc sống hàng ngày của ta như chạy đua với nhiều đòi hỏi. Đa số những căng thẳng có liên hệ tới công việc làm ăn, giống như trường hợp của ông nhà. Vì đây là vấn đề chung của nhiều người, tôi xin phép nói kỹ một chút rồi sẽ trở lại với câu hỏi của bà nhé.

Theo thống kê, con người hôm nay làm việc cả trăm giờ nhiều hơn là vài chục năm về trước. Biết bao nhiêu nhu cầu cho gia đình, cho sức khỏe, cho an toàn cá nhân, tài chánh. Chúng ta có nhiều vấn đề cả ngàn lần nhiều hơn tổ tiên ta mà thời gian để giải quyết thì cũng chỉ có vậy.

Cô thư ký mới bị cấp trên khiển trách, dọa cho nghỉ việc. Tim cô đập nhanh, cuống họng khô, nghẹn ngào không nói được. Tối về nhà than phiền với chồng: "Em đang bị stress đây"

Một tổng biên tập bù đầu kiếm bài cho số báo cuối tuần, hít thuốc lá liên hồi, nhức đầu, mặt nhăn như bị rách cũng kêu đang bị stress.

Một bà chủ tiệm Phở đông khách, đếm tiền không kịp, thở dài, nói: "Chán quá! em muốn sang tiệm vì công việc nhiều stress quá"! Nhưng chẳng bao giờ thấy bà sang tiệm mà chỉ thấy mỗi buổi chiều về nhà cả gia đình ngồi đếm tiền đến mỏi tay. Thực là trăm khó khăn đổ lên đầu stress. Stress đã là đề tài cho nhiều nghiên cứu khoa học từ cả thế kỷ nay.

Năm 1920, nhà sinh học uy tín Hoa Kỳ Walter Cannon đã tả căng thẳng như là một đáp ứng: "chống cự hoặc bỏ chạy", để bảo toàn sinh mệnh". Bình thường thì phản ứng này giúp ta vượt qua khó khăn bằng sự gia tăng vài hóa chất trong cơ thể. Nhưng nếu liên tục, hóa chất cao sẽ đưa tới tác dụng không tốt. Rồi phải đợi tới năm 1956, danh từ Stress mới được Y sĩ Hans H Selye phổ biến trong quần chúng. Theo Selye, "Stress là một phản ứng không đặc biệt của cơ thể trước một đòi hỏi nào đó. Nó là một phần của đời sống con người".

Nhà tâm lý học Mc Grath lại coi "stress như một sự mất thăng bằng giữa đòi hỏi và khả năng đáp ứng. Khi đáp ứng không thỏa đáng sẽ có hậu quả không tốt". Một tác giả khác, Richard Lazarus cho "stress là một diễn tả chủ quan từ tâm trí, nên nó xuất hiện tùy theo cách nhìn của con người với sự việc".

Nói một cách giản dị thì stress là đáp ứng của ta trước một khó khăn xảy đến với ta. Vì thế, trước cùng một biến cố mà người này cho là căng thẳng thì người khác lại cho là bình thường. Vào một lúc nào đó, chúng ta ai cũng có stress. Khác chi ai mà thoát được cảm lạnh, nhức đầu. Cảm lạnh, nhức đầu không ở lại lâu. Nhưng stress có thể làm phiền ta cả tuần, cả tháng. Có khi lâu hơn và có thể hủy hoại ta. Nhóm nghiên cứu bên Nga đã thử nghiệm khả năng chịu đựng ghen tuông của một chú chuột. Họ chia cách một cặp vợ chồng chuột vào hai cái lồng. Cho một chuột đực lạ vào lồng có chuột cái. Anh chồng tức điên lên mỗi khi thấy vợ mình âu yếm với tình lang mới mà không làm gì được để cứu bồ. Mấy tháng sau chú ta chết vì bệnh tim mạch, mặc dù vẫn được ăn uống đầy đủ. Nhưng không phải stress bao giờ cũng xấu. Ở mức độ vừa phải, stress là những khích lệ, thử thách mà khi vượt qua ta cảm thấy phấn khởi. Horace đã từng phát biểu: "Khó khăn làm phát lộ thiên tài; sự thịnh vượng làm chìm đắm nó". Cho nên ít quá thì buồn chán mà nhiều quá thì khó khăn. Trung dung vừa phải là tốt.

Có những dấu hiệu báo trước sự xuất hiện của stress:
- Một cảm giác buồn buồn;
- Một bồn chồn, lo âu, bất an;
- Trong người thấy như khó chịu, nhạy cảm, dễ gây gỗ, tức giận;
- Rã rời mệt mỏi, kém tập trung, kém suy nghĩ, không quyết định.
Rồi:
- Lơ là, trễ nải trong công việc;
- Tự cô lập với bạn bè, sinh hoạt xã hội;
- Ám ảnh với những ý nghĩ tiêu cực;
- Mất ăn mất ngủ; chóng mặt nhức đầu; hay đau vặt; huyết áp lên cao, nhịp tim nhanh chậm bất thường...
- Lạm dụng rượu, thuốc để giải tỏa khó khăn...
Khi có những dấu hiệu này thì chẳng nên chờ đợi tự chúng tan đi. Mà cần kiếm thầy kiếm thuốc. Đó là tư vấn tâm lý, cán bộ xã hội, bác sĩ tâm bệnh, thuốc tây, dược thảo… Lại còn kinh nghiệm của cha ông, vợ-chồng đóng cửa chỉ dẫn cho nhau rất hiệu nghiệm. Nhưng chớ mượn rượu tiêu sầu, lấy việc chích hồng phiến, bạch phiến làm vui. Nhưng Stress trở thành có vấn đề khi ta để nó lôi cuốn ta đi.
"Lòng người thì có hạn, ước muốn thì vô cùng.
Lấy cái có hạn mà theo cái vô cùng: Nguy hại thay!"

Rồi bất mãn, trầm cảm, buông xuôi.
Trở lại với trường hợp của ông nhà, chúng tôi nghĩ rằng hai ông bà nên sắp xếp để có mấy ngày đi vacation với nhau. Trong thời gian này, nên cùng nhau coi lại xem tại sao ông nhà lại phải làm việc ngày đêm như vậy, đến nỗi sức khỏe bị ảnh hưởng. Có phải vì nhu cầu tài chánh hoặc đó là thói quen của ông ấy. Nếu cần vợ chồng nên đến một bác sĩ chuyên về tâm lý để phân tích tình trạng, rồi nếu cần chữa trị. Có những lý do khiến cho ông nhà hành động như vậy, và bà phải cố gắng tìm cho ra lẽ rồi giải quyết. Bà cũng nên nhẹ nhàng nói với ông nhà là bà cũng đang cảm thấy mệt mỏi vì e ngại tới sức khỏe của chồng.
Chúc ông bà sớm trở lại đời sống hạnh phúc như những ngày mới cưới.

RƯỢU CÓ TỐT CHO SỨC KHỎE KHÔNG?

Hỏi

Chào bác sĩ Nguyễn Ý Đức,

Bác sĩ cho tôi hỏi là rượu có tốt cho sức khỏe không, vì tôi nghe nhiều người nói uống một ít rượu có thể giảm bệnh tim cũng như làm trí óc sáng suốt. Cho nên mỗi buổi tối tôi đều uống nửa ly rượu vang đỏ thì thấy cũng bình thường. Nhưng bà vợ tôi lại cứ cắn nhằn, bảo uống rượu hại lắm. Xin bác sĩ cho vài ý kiến nhé.

- Nguyễn Phương (Florida)

Đáp

Thưa ông Phương,

Vấn đề lợi hại của rượu đã và vẫn còn là một đề tài tranh luận và nghiên cứu. Có phe ủng hộ cho rằng uống rượu vừa phải thì tốt thì cũng có phe bài bác. Cho nên chúng tôi xin nêu ra cả 2 ý kiến để ông cân nhắc.

Ủng hộ:

Phe ủng hộ cho là uống rượu vừa phải làm ta sống lâu hơn, làm giảm nguy cơ bệnh tim, làm con người thư giãn, giúp ta học hành tốt, suy luận sắc bén, và làm tình cũng hứng thú hơn.

Quan niệm Đông Y ta về rượu cũng tương tự. Theo các cụ thì rượu vừa phải làm thông huyết mạch, tán thấp khí; giúp khai vị hạ thực (kích thích tiêu hóa ăn uống ngon miệng); ôn trường vị, ngự phong hàn (làm ấm ruột, bao tử, chống phong tà và hàn tà). Với người Á Đông và từ nhiều ngàn năm, rượu được coi như đứng đầu trong trăm loại thuốc (Tửu vi bách dược chi trưởng). Các ý kiến này đều do kinh nghiệm thực tế tuy chưa được khoa học kiểm chứng, nhưng có giá trị truyền đời.

Về phía y học Tây phương, đã có nhiều nghiên cứu về công dụng của rượu với trái tim, khi dùng vừa phải.

Bác sĩ Arthur Klasky, chuyên gia về Tim ở Oakland, California, là một trong những người đầu tiên để ý tới tác dụng này của rượu. Cách đây gần 30 năm, khi xem xét, so sánh hồ sơ bệnh lý của trên 100,000 bệnh nhân, ông ta thấy những người không uống rượu bị nhồi máu cơ tim nhiều hơn những người uống vừa phải. Đại học Harvard, khi theo dõi 85,000 nữ điều dưỡng tuổi từ 34 đến 59 trong thời gian 12 năm, cũng đi đến kết luận tương tự. Cũng tại Đại học Harvard, Tiến sĩ Eric Rimm đã quan sát 44,000 nam nhân viên y tế trong vòng 2 năm và thấy là những ai uống hai drinks mỗi ngày thì có tới 30% ít bị nguy cơ đau tim hơn người uống nửa drink. Một drink được coi như chứa 1/2 oz rượu nguyên chất.

Hội American Cancer Society theo dõi 276,802 đàn ông tuổi từ 40 đến 59 trong 12 năm, thấy người uống 1-2 drinks mỗi ngày thì tỷ lệ tử vong vì bệnh tim giảm 20% so với người không bao giờ uống.

Bên Anh, một cuộc nghiên cứu trên 12,000 nam y sĩ trong 13 năm, đưa ra kết luận là người uống rượu chút đỉnh sống lâu hơn người không uống vì họ ít bị bệnh tim.

Sau mấy chục năm nghiên cứu, các nhà chuyên môn trên thế giới đều đồng ý là, với một số người, mỗi ngày nhâm nhi một chút rượu sẽ có 40 % may mắn giảm nguy cơ bị nhồi máu cơ tim. Đây là một tỷ lệ đáng kể vì mỗi năm riêng tại Hoa Kỳ có tới hơn 500,000 người bị bệnh tim đột xuất và là nguyên nhân tử vong hàng đầu.

Chưa ai giải thích được chính xác tại sao một chút rượu thôi lại có công dụng tốt như vậy. Có lẽ vì rượu là chất hòa tan hữu cơ, sẽ làm tan chất mỡ ở những mảnh bựa (plaques) đóng tại động mạch, nguyên nhân của nhồi máu cơ tim.

Một giải thích nữa là chất rượu làm tăng thành phần cholesterol lành HDL trong máu, mà HDL làm chậm sự đóng bựa vào mạch máu. Một chút chất rượu cũng có tác dụng làm thư giãn con người, làm ta bớt căng thẳng về tinh thần do đó góp phần ngăn ngừa bệnh tim.

Trước những kết quả đó, chính phủ Hoa kỳ, hội American Heart Association cũng phải thừa nhận, một cách miễn cưỡng, là uống một chút rượu có thể làm ta sống lâu hơn một ít. Dân Pháp được nổi tiếng là uống nhiều rượu và có ít bệnh về tim, nhưng không sống lâu: họ chết vì bệnh gan và tai nạn do rượu gây ra.

Mới đây, tập san y học uy tín Lancet mới đăng kết quả một nghiên cứu bên Hòa Lan về rượu với Sa Sút Trí Tuệ. Theo báo này thì một hai drink rượu mỗi ngày có thể ngăn ngừa bệnh Alzheimer. Lý do được giải thích là một chút rượu làm máu loãng hơn, làm giảm cholesterol , máu lưu thông không trở ngại và giảm sa sút trí tuệ. Một giải thích khác là rượu vừa phải kích thích não tiết thêm hóa chất acetylcholine, một chất giúp học hiểu và ghi nhớ tốt hơn.

Uống bao nhiêu thì có lợi: Âu Mỹ thì 12gr chất rượu (Ethanol), bên Úc thì 10gr.Trung bình là 450 cc la-de, 150cc rượu vang, hoặc 50cc rượu nặng 80 độ. Với Á Đông thì danh y Lý Thời Trân của Trung Hoa xưa đã có nhận định: "Uống ít rượu sẽ làm khí huyết lưu thông, uống nhiều sẽ làm hại tinh thần, làm tổn thương tinh khí của bao tử và kích thích hỏa tà".

Rượu gì cũng thế thôi, vang trắng, vang đỏ đều như nhau. Rượu Sake của Nhật cũng tốt như rượu nho hoặc la de vậy. Quý nữ lưu vì có cấu trúc cơ thể nhỏ hơn nam giới, nên uống ít hơn khoảng một nửa.

Chống đối

Phe chống đối nêu những tác dụng tai hại của rượu cũng như sự lạm dụng rượu. Họ nói tới những bệnh trầm trọng của gan, bệnh kinh phong, hư da, tăng huyết áp, gây bệnh tim và tai biến mạch máu não, làm tăng tốc độ của tiến trình lão hóa. Mới nghe mà đã phát sợ.

Họ còn lý luận: uống ít là bao nhiêu? mà khi đã uống thì làm sao kiềm chế được! Vui bạn bè, chai Sương Mù coi hấp dẫn thế kia mà bảo tôi uống có năm mươi phân khối thì làm sao tôi cầm lòng cho đặng? Khác chi ngồi trước đĩa rựa mận thơm phưng phức mà cứ răn đe là chỉ nên ăn vài miếng thôi kẻo lên cân, lên mỡ cholesterol thì, xin lỗi các cụ, lên thì lên, "I don't care", tôi nhậu cho đã.

Vắn tắt là vậy. Xin để tùy ông quyết định, rồi "đả thông tư tưởng" với bà xã. Nếu ông convince được bà ấy cùng uống nửa ly vang với ông vào mỗi buổi tối, thì cuộc đời lại trẻ trung, thơ mộng, lên hương đấy, ông nhảy. Chúc ông luôn vui mạnh

KHÓ CÓ THAI - OMEGA 3

Hỏi

Chồng tôi là người Mỹ, năm nay 30 tuổi, khỏe mạnh còn tôi 28 và chúng tôi cố gắng để có thai từ 6 tháng nay mà không được. Tôi đang tìm hiểu nguyên nhân tại sao. Bố chồng tôi trước đây có chiến đấu ở nơi có chất độc da cam tại Việt Nam. Liệu sự kiện này có một ảnh hưởng gì tới sức khỏe của chồng tôi không.

Ngoài ra, đường kinh của tôi không đều. Có phải rằng phụ nữ nào cũng rụng trứng vào ngày thứ 14 của chu kỳ hoặc là ở giữa chu kỳ? Chẳng hạn nếu chu kỳ kinh của tôi là 32 ngày thì trứng sẽ rụng vào ngày nào?

- Khánh Hưng (Houston)

Đáp

Chào bà Khánh Hưng,

Chất Độc Da Cam, Agent Orange, là một loại hóa chất được dùng để diệt cỏ và được sử dụng tại nhiều nơi, đặc biệt là trong cuộc chiến tại Việt Nam vừa qua. Đã có nhiều tranh luận về hậu quả của chất này đối với các cựu chiến binh Hoa Kỳ chiến đấu tại Việt Nam, đặc biệt là hậu quả đối với con cái của họ. Tuy nhiên, kết quả nhiều nghiên cứu được Bộ Cựu Chiến Binh Hoa Kỳ xem xét và công bố đều kết luận là chất Agent Orange không gây ra birth defect ở con cái họ. Do đó, rất ít khả năng chồng của bà là nguyên nhân gây ra sự không có con. Một vài hóa chất có thể ảnh hưởng tới sản xuất tinh trùng, nhưng tinh trùng luôn luôn tự tái sinh và tinh trùng tổn thương vì hóa chất đều được thay thế bằng các tế bào mới.

Vì vậy, lý do việc chưa có con của ông bà có thể là:

- 6 tháng chưa đủ thời gian để bà có cơ hội có thai, và do

kinh nguyệt của bà không bình thường.

Sự vô sinh infertility của một cặp vợ chồng được định nghĩa là sau một năm giao hợp tự do, không bảo vệ mà vẫn không có con. Vô sinh có nhiều nguyên nhân: 35% do người đàn ông, 20% do rối loạn rụng trứng, 20% do ống dẫn trứng, 10% bệnh nội mạc tử cung và 5% do các bất thường ở cổ tử cung. Ông bà mới cố gắng để có thai được 6 tháng mà chưa thành công thì chưa phải là thất vọng. Có thể là trong vài ba tháng nữa bà sẽ có thai.

Ngày noãn sào nhả trứng được báo hiệu bởi một số dấu hiệu như nhiệt độ cơ thể tăng, chất nhờn cổ tử cung tiết ra nhiều và một chút ngầm ngầm đau bụng. Rụng trứng luôn luôn xảy ra vào 14 ngày trước khi chu kỳ kế tiếp bắt đầu. Ngày bắt đầu có kinh là ngày thứ nhất. Trong chu kỳ đều đặn 28 ngày thì ngày thứ 14 trước kinh kỳ kế tiếp cũng là ngày thứ 14 của chu kỳ trước, như vậy trứng rụng vào giữa chu kỳ. Có nhiều phụ nữ cứ nghĩ là dù chu kỳ dài bao nhiêu thì họ vẫn rụng trứng vào ngày thứ 14. Thực ra không phải vậy, trứng rụng vào ngày thứ 14 trước khi bắt đầu chu kỳ kế tiếp. Vì vậy, nếu chu kỳ là 32 ngày, tức là 4 ngày dài hơn chu kỳ 28 ngày, thì trứng sẽ rụng vào ngày thứ 18 tức là 14 ngày trước khi chu kỳ kinh nguyệt sau bắt đầu.

Rõ ràng là ta phải biết rõ ngày rụng trứng rồi từ đó cặp vợ chồng có thể giao hợp để hy vọng có con, vì trứng chỉ sống được từ 12-24 giờ sau khi rụng còn tinh trùng sống tối đa là 7 ngày trong môi trường cơ quan sinh dục nữ. Nếu bà không có thai trong vòng 1 năm và nếu hai vợ chồng đã giao hợp trong vòng một hai ngày khi rụng trứng, thì chồng bà nên tới bác sĩ chuyên môn làm xét nghiệm về tình trạng tinh trùng của ông ấy. Tinh trùng có đầy đủ không, có mạnh khỏe không... Nếu kết quả tình trạng sức khỏe của ông ấy tốt, thì bà cũng nên đi bác sĩ phụ khoa để tìm hiểu có phải "lỗi" là từ phía bà.

Cầu chúc ông bà sớm sanh hoàng nam hoặc công chúa, để huề Mỹ-Việt một nhà cho vui.

OMEGA 3

Hỏi

Chào bác sĩ Nguyễn Ý Đức,
Tôi nghe bạn bè nói uống dầu cá Omega 3 rất tốt cho sức khỏe. Xin bác sĩ cho biết thêm về chất này và liệu có nên uống không? Tôi năm nay 58 tuổi, có sức khỏe trung bình. Cảm ơn bác sĩ.
- Ngô thị Hiến

Đáp

Chào bà Hiến,

Chất béo Omega- 3 có tự nhiên ở nhiều loại cá nước lạnh như cá thu, cá hồi, cá trích, cá cơm, cá ngừ và trong một số thực vật như dầu canola, đậu nành, hạt lành (flax seed)...

Công dụng của Omega-3 đã và đang được khoa học nghiên cứu rộng rãi. Kết quả nhiều nghiên cứu cho thấy Omega 3 có thể giảm thiểu sự đau nhức trong các chứng phong khớp xương, các chứng đau đầu, giảm thiểu nguy cơ của ung thư vú và có thể làm nhẹ một vài biến chứng của bệnh tiểu đường.

Để được hưởng những ích lợi của dầu mỡ cá Omega 3, ta không cần phải tiêu thụ một lượng cá lớn như người Eskimo.

Theo các cuộc nghiên cứu kéo dài 20 năm ở Hòa Lan thì chỉ cần ăn cá 2 lần trong một tuần là đã được giảm đến phân nửa các vụ tai biến về tim mạch so với người không ăn một chút cá nào.

Theo Giáo sư William E. Connor của Viện Khoa học Sức Khỏe ở tiểu bang Oregon thì mỗi tuần chỉ cần ăn chừng 180 gr cá thì đã đủ để có được tác dụng phòng bệnh của Omega 3.

Theo Tổ chức Sức Khỏe ở Canada và Cơ quan Dinh Dưỡng ở Anh thì chúng ta nên ăn khoảng 0,5% tổng số nhu cầu năng lượng mỗi ngày dưới hình thức Omega- 3 fatty acid.

Cá càng lớn, lượng Omega- 3 càng nhiều. Nhưng cẩn thận với cá sông lạch vì sợ bị ô nhiễm. Cá biển tương đối an toàn hơn. Hóa chất độc thường đóng trong mỡ, nên dầu cá cô đặc có thể nhiễm nhiều hóa chất này.

Nếu muốn có Omega- 3 từ thực vật, ta có thể ăn hạt cây bồ đào (butternut), hạt và dầu hồ đào (walnut), walnut oil, dầu mầm lúa mì (wheat germ oil), dầu đậu nành, thực phẩm chế biến từ đậu nành, rong biển (seaweed).

Omega- 3 cũng được bán trên thị trường dưới dạng viên mà theo nhiều người có kinh nghiệm thì dùng một hoặc hai viên mỗi ngày là đủ. Ngoài ra, cần được sự hướng dẫn của bác sĩ để phòng ngừa tác dụng phụ, dùng quá nhiều cũng như tương tác với các dược phẩm khác.

Dùng quá nhiều mỡ cá, nhất là loại viên dầu, có nguy cơ băng huyết trầm trọng vì tác dụng loãng máu của dầu; nguy cơ khó chịu cơ quan tiêu hóa, thiếu hồng huyết cầu hoặc tai biến động mạch não. Những ai đang uống thuốc aspirin hoặc thuốc chống đau nhức cũng nên cẩn thận khi dùng dầu cá vì thuốc và dầu cá đều làm máu loãng. Bệnh nhân dùng thuốc suy tim nhóm Digitalis cũng phải cẩn thận vì dầu cá có thể làm tăng tác dụng của các thuốc này.

Hy vọng các góp ý trên đây thỏa mãn được sự tìm hiểu của bà.

Chúc bà có sức khỏe tốt.

CHẤT XƠ

Hỏi

Chào bác sĩ,
Chúng tôi vẫn nghe thấy các nhà chuyên môn dinh dưỡng khuyên nên ăn nhiều chất xơ vì các chất này có nhiều ích lợi cho sức khỏe. Bác sĩ có thể cho chúng tôi biết về các ích lợi này cũng như ăn bao nhiêu để có các ích lợi đó. Xin cảm ơn bác sĩ.
- Đinh Anh Thái

Đáp

Thưa ông Thái,
Chất xơ là một hỗn hợp carbohydrates nằm trong màng tế bào của thực vật.

Có 2 loại chất xơ:

- Loại không hòa tan trong nước có trong các loại hạt nguyên trạng, vỏ các loại hạt, rau, trái cây. Các chất này hút rất nhiều nước.

- Loại hòa tan trong nước có trong rau trái, gạo đỏ, yến mạch oats, lúa mạch (barley).

Nói chung, chất xơ có nhiều trong:

- Lá xanh của các loại rau. Cuống lá có nhiều xơ hơn rễ và củ;

- Thực vật tươi, không chế biến.

- Vỏ các loại hột và vỏ rau trái cây.

- Hạt nảy mầm (như giá đậu).

Các chất này đều không được tiêu hóa và có rất ít giá trị dinh dưỡng. Tuy nhiên khi ăn vào thì chất xơ có một số tác dụng tốt được nhiều người tin theo và khoa học thực nghiệm cũng phần nào đồng ý. Chẳng hạn như:

- Giúp đại tiện thông suốt, ngăn ngừa ung thư ruột già;

- Giảm bệnh tim mạch qua việc giảm chất béo xấu LDL, tăng chất béo tốt HDL;

- Bình thường đường huyết ở bệnh nhân tiểu đường;

- Giảm mập phì vì ăn vào mau no mà cũng không có chất béo

động vật; và:

- Giảm rủi ro ung thư vú bằng giảm estrogene trong cơ thể...

Mặc dù chất xơ được coi như món quà thiên nhiên mà Thượng Đế tặng cho loài người để tăng cường sức khỏe, như lời bác sĩ Denis Burkitt nói cách đây từ hơn 30 năm, nhưng hầu như chúng ta không tận dụng món quà đó.

Theo các nhà chuyên môn, mỗi ngày nam giới nên tiêu thụ 30gr, nữ ít hơn: 21gr chất xơ. Tuy nhiên nhiều người chỉ ăn rất ít. Có lẽ nhiều người thấy rằng sự ích lợi của chất xơ mới chỉ được biết tới qua kết quả quan sát cách ăn uống của dân chúng, trên các thử nghiệm chứ chưa được khoa học chứng minh.

Trong khi đó, theo thống kê, quý vị lão trượng dường như biết tới công dụng của chất xơ cho sức khỏe nên rất năng dùng. Đó là nhờ ở kinh nghiệm của tuổi già. Cho nên các vị này dùng nhiều rau, trái cây để có nhiều chất xơ ngõ hầu sức khỏe được tốt lành hơn.

Mấy điều nên nhớ khi định dùng thêm chất xơ:

- Coi xem mình cần ăn bao nhiêu mỗi ngày rồi tăng dần dần chứ không nên ăn quá nhiều ngay từ lúc ban đầu.

- Nhớ uống thêm nước vì chất xơ hút nước rất mạnh.

- Dùng vừa đủ với nhu cầu.

- Nên ăn nhiều loại chất xơ khác nhau.

Hy vọng các góp ý trên đây giúp ông Thái cũng như quý vị độc giả hiểu rõ ích lợi của chất xơ và dùng nhiều hơn trong các bữa ăn.

Tuy nhiên cũng nên lưu ý rằng thực phẩm có nhiều chất xơ cũng "sản xuất" ra nhiều hơi gas trong đường tiêu hóa khiến ta cảm thấy như đầy hơi phải ợ ra qua miệng hoặc lâu lâu lại "tủm" một cái, thì cũng "bối rối" nhất là khi ở trước công chúng. Để tránh bất tiện này, nên nhai thực phẩm cho kỹ và giới hạn thực phẩm có nhiều chất xơ như hành tỏi, một số loại hạt đậu, các loại trái cây như mận, táo... hoặc nước uống có hơi... Chúc ông và gia đình vui mạnh.

KEM CHỐNG NẮNG

Hỏi

Chào bác sĩ,
Tôi có mấy thắc mắc về kem chống nắng, xin nhờ bác sĩ giải đáp.

1. Kem chống nắng có chữ SPF 15 và SPF 30 có nghĩa là gì? Tôi đang trang điểm với phấn có chữ SPF 15. Nếu ra ngoài nắng, tôi thoa thêm kem chống nắng SPF 15 thì liệu tôi có tăng độ bảo vệ với nắng lên SPF 30 không?

2. Tôi mua một chai kem chống nắng năm ngoái, liệu năm nay còn dùng được không hoặc là tôi phải mua chai khác. Cảm ơn bác sĩ.
- Mỹ Lan

Đáp

Chào bà Mỹ Lan,
Kem chống nắng sunscreen lotion là một mỹ phẩm có tác dụng che chở cho da khỏi bị tia nắng mặt trời gây tổn thương. Mức độ bảo vệ này được viết tắt bằng các chữ như SPF suncreen power factor. SPF 15 có nghĩa là khi thoa kem thì tia nắng cần thời gian 15 lần lâu hơn để gây tổn thương cho da so với khi không thoa. Chẳng hạn, khi không thoa kem thì tia nắng cần 10 phút để gây ban đỏ trên da, còn khi thoa thì cần thời gian lâu hơn là 150 phút. Còn SPF 30 thì tác dụng

bảo vệ cao hơn nhưng theo cơ quan FDA Hoa Kỳ thì SPF 15 là nồng độ tối đa đủ bảo vệ da rồi vì ban ngày tia nắng không có nhiều đến nỗi phải dùng loại SPF 30. Có điều cần lưu ý là tác dụng của các kem bảo vệ này kéo dài không lâu, cho nên mỗi hai giờ phơi nắng là phải thoa lại vì kem bị mồ hôi cũng như nước làm mau tan và cần thoa 30 phút trước khi phơi mình trần trong nắng.

Kem bảo vệ nắng có chứa các hoạt chất hóa học cũng như vật lý. Loại có hoạt chất hóa học avobenzone and benzophenone sẽ hấp thụ absorb tia tử ngoại còn loại chứa chất vật lý như titanium dioxide and zinc oxide thì chặn khiến tia tử ngoại dội ngược trở lại không gian.

Về câu hỏi thoa hai lớp SPF 15 có tăng lên SPF 30 hay không thì xin thưa là hai lớp SPF 15 không tạo ra SPF 30 mà chỉ có lớp sunscreen dày hơn.

Về câu hỏi thứ 2: bà có thể tiếp tục dùng kem mua năm ngoái mặc dù kem này có thể giảm công hiệu một chút nhất là khi không cất giữ đúng cách, chẳng hạn cất ở nơi quá nóng hoặc nhiều ánh sáng. Theo cơ quan FDA, sunscreen không ghi ngày hết hạn expired date còn dùng được trong thời gian 3 năm. Và lại, dù kém công hiệu nhưng thoa một chút sunscreen còn hơn là không thoa. Có còn hơn không, phải không thưa bà.

Cũng xin nói thêm là sở dĩ có kem chống nắng là do nhiều người e ngại bị tia tử ngoại UV của mặt trời gây ra ung thư da, một loại ung thư thường thấy nhất trong các loại ung thư và chiếm ½ số bệnh ung thư tại Hoa Kỳ. Nơi đây, mỗi năm có khoảng 3.5 triệu trường hợp ung thư da, trong đó loại nguy hiểm nhất là ung thư các tế bào tiết ra chất mẩu của da melanin chiếm 76,000 ca ung thư ngoài da trong năm 2014. Melanin cũng có vai trò bảo vệ lớp da ở dưới sâu với tác hại của tia nắng mặt trời.

Và để bảo vệ cơ thể đầy đủ hơn với ánh nắng thì sau khi thoa sunscreen thì đội thêm một cái nón rộng vành và mang đôi kính râm để bảo vệ đôi con mắt, vì "hai mắt là Ngọc" đấy thưa bà.

Chúc bà có làn da luôn luôn mịn màng, hồng hào.

ĐỂ CON GÁI

Hỏi
Chào bác sĩ,
Chúng tôi lập gia đình được hơn mười năm và sinh được 3 cháu trai. Bây giờ chúng tôi muốn có
một cháu gái, để các con trai có em gái, cho vui cửa vui nhà cũng như có thể giúp tôi những việc mà con trai không làm được.
Có người mách tôi một mẹo là không làm tình từ 7 tới 10 ngày là để con gái hoặc khi giao hợp nằm nghiêng bên phải sanh trai, nghiêng bên trái thì sanh gái... Bác sĩ nghĩ sao về các mẹo này hoặc có phương pháp khoa học nào khác xin chỉ cho tôi với nhé. Xin cảm ơn bác sĩ.
- Liên Anh

Đáp
Chào bà Liên Anh,
Trước đây, khi chưa có khái niệm gì về sự thụ tinh giữa tinh trùng nam với trứng của nữ giới cũng như về di truyền thì đã có nhiều phương thức, đúng hơn là một số mẹo như sau đây được truyền khẩu để cặp vợ chồng "lựa" con trai hoặc con gái.

- Ngọc hoàn bên trái tạo ra tinh trùng nữ, bên phải tinh trùng nam, cho nên nếu cột một bên thì chỉ sinh con một giới;

- Khi làm tình, chồng hôn cắn tai bên phải của vợ thì vợ sanh nam, cắn tai bên trái thì sinh nữ;

- Bà bầu ăn của ngọt sanh trai, ăn nhiều thịt sanh gái. Rồi lại còn giao hợp khi trăng tròn sẽ sanh gái, trăng khuyết sanh trai...

Thậm chí vào đầu thế kỷ trước, Y sĩ Hy Lạp E Rumley Dawson tuyên bố rằng người đàn bà quyết định giới tính: noãn sào phía bên phải cho trứng sinh ra trai, noãn sào bên trái cho trứng sinh gái và mỗi bên thay phiên nhả trứng, một tháng gái một tháng trai. Vậy ta cứ theo đó mà giao hợp là có con trai hay gái theo ý muốn.

Các cụ Đại Cồ Việt ta không nghĩ ra mẹo để chọn trai gái, nhưng nghĩ ra cách để đoán thằng cu hay cái đĩ:

- Trong bụng mẹ, thai nhi trai nằm bên trái, gái nằm bên phải;

- Gọi tên đàn bà có thai mà bả quay lại bên phải là gái, quay trái là trai;

- Thai nhi cựa mạnh là trai, cựa yếu là gái;

- Bụng bà bầu dẹp là trai mà tròn là gái;

- Cột cái nhẫn cưới vào sợi tóc, đu đưa trước bụng bà bầu: nhẫn lắc lư là con trai mà xoay tròn là gái.

Phải đợi tới thế kỷ thứ 20 thì khoa học mới soi sáng hơn về vấn đề thụ tinh và phái tính.

Các nghiên cứu về tính dục cho hay là sinh trai hoặc gái là do gen mà ra chứ ý muốn của con người cũng như cầu tự lễ bái cũng vô phương. Mà gen là một khái niệm khá phức tạp, chỉ có Đấng Tạo Hóa mới sắp đặt được.

May mắn là khoa học đã lần lần khám phá ra các bí mật của tạo hóa. Theo đó và nói một cách dễ hiểu, tinh trùng của người đàn ông quyết định giới tính vì tinh trùng có hai loại nhiễm thể: một loại mang tính nam với nhiễm thể Y và một loại mang tính nữ với nhiễm thể X. Trứng người nữ chỉ có 2 nhiễm thể X. Khi X kết duyên với X thì sanh gái mà khi X kết duyên với Y thì sanh trai.

Khoa học cũng thấy rằng tinh trùng mang nhiễm thể Y nhỏ, ngắn và di chuyển mau hơn tinh trùng nhiễm thể X nhưng lại dễ bị tiêu hủy vì thay đổi hóa tính của môi trường tử cung. Tinh trùng nhiễm thể X nhỉnh hơn, di chuyển chậm, chịu đựng được rủi ro và sống lâu hơn

Từ các khám phá đó, khoa học gia công tìm kiếm phương thức phân tách hai loại tinh trùng, chọn loại X hay Y để giúp cha mẹ lựa giới cho con.

Các phương pháp sau đây đang được nghiên cứu và hy vọng là trong tương lai gần đây sẽ có thể mang ra áp dụng. Đó là;

a. Dùng kỹ thuật tinh vi để phân loại tinh trùng nam Y và nữ X bằng cách nhuộm mẫu nhiễm thể rồi lựa tinh trùng X hoặc Y tùy theo ý muốn để cho thụ tinh với trứng X.

b. Để tinh dịch lắng trong một ống nghiệm: tinh trùng Y bơi nhanh hơn X sẽ lắng xuống đáy mau hơn; lấy tinh trùng Y hoặc X cho thụ tinh với trứng.

Trong y học, ban đầu việc lựa giống chỉ được áp dụng khi muốn ngăn ngừa một số nan bệnh di truyền theo giống đực hoặc cái. Bây giờ thì người ta lựa giống vì lý do tôn giáo, kinh tế, xã hội hoặc ý thích riêng.

Trở lại trường hợp của ông bà, xin ông bà cứ thử áp dụng các mẹo mà bạn bè mách nước.

Ông bà có 50/50 hy vọng có cháu gái. Và nếu được cháu gái thì ông bà sẽ tin tưởng phương pháp mà bạn bè mách là đúng. Còn nếu một công tử nữa ra đời thì, thì ông bà mặc sức trách móc người mách nước cách có con gái là tào lao.

Và tự nhủ là có 4 con trai cũng vui. Vì ông bà sẽ có "Tứ quý" hoặc "Tứ quỷ" cộng thêm với ông là 5 người nam trong nhà, chiếm đa số tuyệt đối để "áp đảo" một nữ là bà nhà.

SINH TỐ

Hỏi

Xin chào bác sĩ cho biết là các con tôi cần uống các sinh tố gì. Các cháu năm nay thứ tự là 5, 9 và 14 tuổi và thường ăn thoải mái. Vợ tôi chịu khó nấu nướng đầy đủ cho các bữa ăn và trong nhà lúc nào cũng có sẵn sữa, nước trái cây trong tủ lạnh. Cảm ơn bác sĩ.

- Vũ Thông

Đáp

Thưa ông Thông,

Cứ theo như ông nói thì tôi thấy các cháu nhà không cần phải uống thêm một loại sinh tố khoáng chất nào cả. Lý do là tạo hóa đã quá tốt đối với con người khi cung cấp đầy đủ các sinh tố và khoáng chất trong thực phẩm mà các cháu tiêu thụ hàng ngày. Các nhà sản xuất vitamin đã "khuyến mãi" quá lời về nhu cầu mà ta cần sản phẩm của họ và trong quá khứ rất khó mà chứng minh các rủi ro khi dùng thêm vitamin, nhưng bây giờ nhờ sự tiến bộ của khoa học dinh dưỡng, mọi người đã nhìn ra mặt bất lợi của vài loại vitamin.

Trước hết, viên vitamin không chứa đủ lượng sinh tố khoáng chất trong thực phẩm và chúng cũng có thể làm giảm khả năng của cơ thể khi dùng vitamin có tự nhiên trong thức ăn.

Một lý do khác nữa là để tăng cường vitamin vào các thực phẩm mà các cháu dùng có thể đưa tới quá liều cho các cháu. Trẻ em rất nhạy cảm với một vài loại sinh tố, khoáng chất. Chẳng hạn như sắt là chất có thể gây hại cho cơ thể nếu quá nhiều và sinh tố A và D thường được tăng cường trong sữa và quá đủ đối với các cháu. Dùng thêm viên vitamin chả có ích lợi gì.

Theo bác sĩ chuyên ngành Nhi khoa Peter Nieman, Calgary Canada, "Nếu các cháu ăn các thực phẩm lành mạnh như cá, rau và trái cây, thì các cháu không cần dùng thêm vitamin và khoáng chất, ngoại trừ vitamin D. Vitamin cần cho sự hấp thụ calcium trong cơ thể và nguồn cung cấp chính vitamin D là qua sự phơi mình dưới ánh sáng mặt trời.

Chuyên viên dinh dưỡng Jackie McKenzie cũng có cùng ý kiến. Theo bà, multivitamin thường có lượng rất ít các vitamin A, B, C, D và E cũng như một số khoáng chất, nhưng đa số các cháu đã dùng đủ các chất này qua thực phẩm, ngoại trừ vitamin D.

Chuyên viên này cũng khuyên thêm các bậc cha mẹ là nên để ý tới vấn đề dinh dưỡng đầy đủ cho các con và nếu còn e ngại thì nên hỏi thêm ý kiến bác sĩ gia đình hoặc các nhà chuyên môn về dinh dưỡng. Theo bà, mặc dù đa số các nhà sản xuất vitamin đều nói rằng: "Chúng tôi muốn quý vị ăn thực phẩm có nhiều chất dinh dưỡng... và vitamin có thể phụ thêm nếu cần.

Chúc ông bà và các cháu luôn luôn mạnh khỏe, yêu đời.

LƯU Ý:

BÁC SĨ GIA ĐÌNH CỦA QUÝ VỊ
VẪN LÀ NHÂN VẬT CHÍNH
TRONG VIỆC ĐIỀU TRỊ.

CHÚNG TÔI CHỈ LÀM SÁNG TỎ THÊM ĐỂ MỞ
RỘNG TẦM HIỂU BIẾT VÀ DUY TRÌ SỨC KHỎE CỦA
QUÝ VỊ VÀ GIA ĐÌNH.

BÁC SĨ NGUYỄN Ý ĐỨC

BS Nguyễn Ý Đức:

dryduc@gmail.com

Trẻ Magazine:

Baotreonline.com

bientap@trenews.net

Giá bán: $15 + shipping fee
(15 Mỹ Kim)